# 傷はぜったい消毒するな

## 生態系としての皮膚の科学

夏井睦



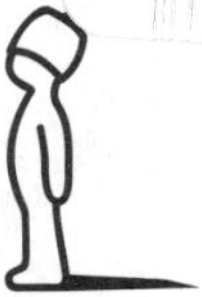

光文社新書

# はじめに

普段何気なくしていることや、皆がしているので特に気にせずにやっていることの中には、よく考えてみるとなぜそれをしているのかわからないものが結構ある。

例えば「蕎麦《そば》に七味唐辛子」がそうだ。どう考えても、蕎麦の繊細な風味を七味が殺している気がしてならないし、老舗《しにせ》といわれる蕎麦屋の中には七味を置いていないところもあると聞く。七味を入れないと食べられないくらいまずい蕎麦がこの世に存在するかもしれないが、通常の場合、七味をかけることで蕎麦の味がよくなることも風味が増すこともないのである。

他にも、ワサビを醤油に溶かして刺身を食べたり、蕎麦つゆにワサビを溶かして食べるのもおかしい。ワサビの辛味成分は揮発性のため、溶かすとすぐに辛味も香りも飛んでしまうからだ。辛みと香りが命のワサビなのに、なぜわざわざまずくして食べているのか、ちょっと不思議である。

そういえば、江戸時代の男たちは皆、丁髷《ちょんまげ》姿で歩いていた。なぜ丁髷をしているの、と江戸時代人に質問しても、おそらく「皆がしているから」という答えしか返ってこなかったはずだ。男なら丁髷だ、と当時の日本人は考えていたと思うが、明治維新後、丁髷廃止令が発布されたわけでもないのに丁髷は速やかに衰退した。「皆が丁髷をしているから丁髷を結っている」以外の理由がなかったからだろう。要するに、日本以外の国を知らなければ丁髷を結っていない人間を見る機会はなく、その結果、丁髷を結わないという選択肢がなかったのだ。

「皆がしているからしている」という丁髷的治療は、医学界にもある。傷を消毒する、傷にガーゼを当てて乾かすという治療法である。筆者はおよそ一〇年前、この「傷は消毒してガーゼを当てる」という治療が、科学的根拠のない単なる風習に過ぎないことに気がついた。医学の基礎研究の分野では、一九六〇年頃から「傷が治るとはどういう現象なのか」についての研究が始まり、傷が治るメカニズムが解明されてきたのに、なぜかその知識は研究者の間でしか知られておらず、実際に傷の治療が行われている医療現場には全く伝えられていなかったのだ。偶然にも私は、そういう分野に足を踏み入れてしまったのだ。

そのような中で私は一人、傷が治るメカニズムに沿った治療を始めてみた。とはいうものの、どういう治療材料を使ったらいいのか、それらをどう組み合わせればいいのか、わからないことだらけである。教科書もなければ教えを乞う先人もいない。船出はしてみたものの海図もなければ羅針盤もないようなものだった。どちらに向かったら陸地にたどり着けるのかもわからないし、そもそも陸地があるかどうかもわからない状態だった。

しかし、そういう手探りの航海を続け、傷の状態を毎日観察するうちに、色々なことがわかってくる。こっちに行ったら危なそうだとか、これは危険信号だとか、こっちに進めば目的地に着けそうだとか、そういうのが次第に見えてくる。

その結果、海図らしきものができてきた。それが、筆者が提唱している「傷の湿潤《しつじゅん》治療」である。「傷を消毒しない、傷を乾かさない」という二つの原則を守るだけで、驚くほど早く、しかも痛くなく傷が治ってしまうのである。治療を受けた患者さんも驚くが、一番驚いているのは治療をしている当の医師、という治療である。

従来から行われている傷の治療に比べるとケタ違いの治療効果があることは明らかなので、それを他の医師にも教えたくなり、インターネットや講演活動を通して治療の宣伝をするようになった。患者さんにとっては「痛くなく早く治る」のはこの上ない福音だし、ケガを早く治すのが医師の仕事なのだから、すぐ治療が普及するだろうと簡単に考えていたのだ。

だがそれは甘かった。「消毒廃止」に反発する医者が予想以上に多かったのだ。これはつまり、慣れ親しんだ消毒の悪口を言われることに対する反発であり、医師にとっては「消毒をしない治療」ということ自体が受け入れられなかったようだ。江戸時代の人に「丁髷は意味不明の風習だからやめた方がいい」と言ったら反発されるのと同じだろう。丁髷が江戸時代人から切り離せないように、一部の医師にとっては消毒と医療は同義語同然だったのだ。

私は当初、彼らの反発が理解できなかったが、それは、「パラダイム」という概念に出合ったことで氷解した。彼らの反応は、パラダイムシフトに直面した時に旧パラダイムの専門家がとる典型的な態度そのものだったのだ。その頃から、パラダイムシフトはどのようにして起きるのかについて考えるようになり、それをまとめたのが本書の後半部分である。

地図に全てが書かれていると思ってしまうと、地図に書かれていないものは目に入らなくなる。そこに山があるのに、地図ばかり見ていたら、その山に気付くことなく素通りしてしまうのだ。

これは医学にも科学にも当てはまる。教科書に書かれていることは正しい、教科書に全てが書かれていると考えてしまえば、教科書に書かれていない現象が起きてもそれを見逃してしまう。

しかし、教科書とは所詮、その時代の常識をまとめたものに過ぎない。だから、常識が変わってしまえば、その教科書はゴミとなる。これは、地動説が確立した時、天動説の知識が無価値になり、天動説の教科書が役に立たない「昔のタワゴト集」になったのと同じだ。

「そんなのわかりきったことだ」「それは常識だろう」……などという考えを捨て、現実に起きていることを虚心に眺めると、さまざまなものが見えてくる。実際、医学にしろ科学にしろ、「わかっていること」の背後には膨大な「わかっていないこと」が隠れていて、そこかしこが「知の荒野・知の未開拓地」だらけなのである。

すでに踏み固められた道を歩くのは楽で安全だし、確実に目的地に着くことができる。しかしその道をいくら早く進んでも、一番乗りになることはできない。一方、荒野を歩くのは難儀で危険だし、第一どこに行き着くかもわからない。しかし、どこかに到達することができれば間違いなく一番乗り、トップランナーである。

その一例として、最終章では「生物進化の過程から皮膚の力を見直すと」という思考実験を載せてみた。大風呂敷を広げただけの的外れな思考かもしれないが、少なくとも、世界中で誰も気がついていないアイデアである。ものになるかならないかは不明でも、誰も思いつかないことについて考えることが楽しいのだ。
そんな「知の荒野」に遊ぶ楽しさを味わっていただけたら幸いである。

# 目次

# 第1章　なぜ「消毒せず、乾かさない」と傷が治るのか

## 1　「湿潤《しつじゅん》治療」とは

まず最初に、本書のテーマの一つである「外傷の湿潤治療（うるおい治療）」について説明しよう。

「湿潤治療」とは、一〇年ほど前から筆者が独自に始めたもので、薬も、高価な治療材料も使わずに擦《す》りむき傷も熱傷（ヤケド）も治してしまうという治療である。実際、大学病院の熱傷センターで「これは入院して手術しないと治らない」と宣告された重症熱傷なのに、湿潤治療に切り替えて外来通院だけで二週間で完治したという例が多数あるのだ（175、183ペー

ジ写真参照）。しかも治療法そのものは極めてシンプルで簡単なため、素人でも実行できる。

なぜ、擦りむき傷も熱傷も同じ方法で治ってしまうかというと、創傷治癒《そうしょうちゆ》過程（傷が治る過程）の徹底的な研究に基づき、過去の治療理論とのしがらみを全て切り捨ててゼロから作り上げた治療だからだ。擦りむき傷と熱傷では原因は異なっているが、そこから治っていく過程は同じである。だから、その治る過程の邪魔をせず、助けてやればいい。そう突き詰めていった結果として、シンプルで簡単な治療になっただけのことである。

治療の原則は次の二つだ。

①傷を消毒しない。消毒薬を含む薬剤を治療に使わない。

②創面を乾燥させない。

この治療法は、現時点での傷の治療の原則である「消毒して乾燥させる（＝ガーゼで覆う）」と正反対であり、多くの病院で常識的に行われている傷の治療を完全否定するものだ。もちろん、確固たる根拠があって完全否定している。

この治療法が正しいことは、擦りむき傷を食品包装用ラップで覆ってみればわかる。あのヒリつくような痛みが軽くなるからだ。痛みが軽くなった瞬間、あなたの体はあなたに「この治療は正しい」と教えてくれるはずだ。

実際の治療法については次の章で詳しく紹介するとして、ここではまず、なぜこの治療法が正しいのかを説明しよう。

## 2　傷を治すための治療、治さないための治療

なぜ「消毒をしない、乾燥させない」だけで傷が速やかに治ってしまうのだろうか。それは傷が治る過程（創傷治癒過程）に最も合致した治療だからだ。従来の「消毒して傷を乾かす」治療ではなぜ駄目なのか。それは、傷が治るのを妨害するからだ。

要するに、傷が治る過程の研究から生まれたのが「消毒せず、乾燥させない」湿潤治療、傷が治る過程がわからない大昔にいい加減な理論の元に考え出されたのが「消毒して乾燥させる」治療なのだ。だから、湿潤治療を一度経験してしまうと、よく昔の治療で治ったものだな、と逆にびっくりしてしまうはずだ。

消毒については後ほど詳しく説明するとして、まず最初になぜ乾燥させてはいけないかを説明する。

## 3　傷が治る過程（創傷治癒過程）

皮膚の傷、つまり擦りむき傷や挫滅創《ざめつそう》（皮膚や皮下組織が外からの圧力で削れたり潰れたりしてできた傷）、熱傷（ヤケド）の治り方には二つのパターンがある。創部に毛穴が残っている傷の場合（図1－1）と、毛穴が残っていない傷の場合（図1－2）の二つだ。極論すると、ありとあらゆる傷の治り方がこの応用で説明できるのだ。

まず、創部に毛穴が残っている浅い傷の場合だ（図1－1）。

この場合は図でわかるとおり、傷のあちこちに毛穴が顔を覗かせている。すると、この毛穴に存在する皮膚の細胞がまわりに広がっていくのだ（正確に言うと、真皮の上を皮膚細胞が遊走して増殖するということになる）。これが創面に露出した全ての毛穴から一斉に起こるわけである。

この皮膚の細胞の遊走と増殖は、毛穴だけでなく、汗管（汗が出る管）からも起こる。

この様子は、たとえて言えば、庭に巣穴を作ったアリが、庭を歩き回っているようなものである。この庭に大雨が降ったとする。もちろんアリはいなくなる。しかし晴れてくると巣

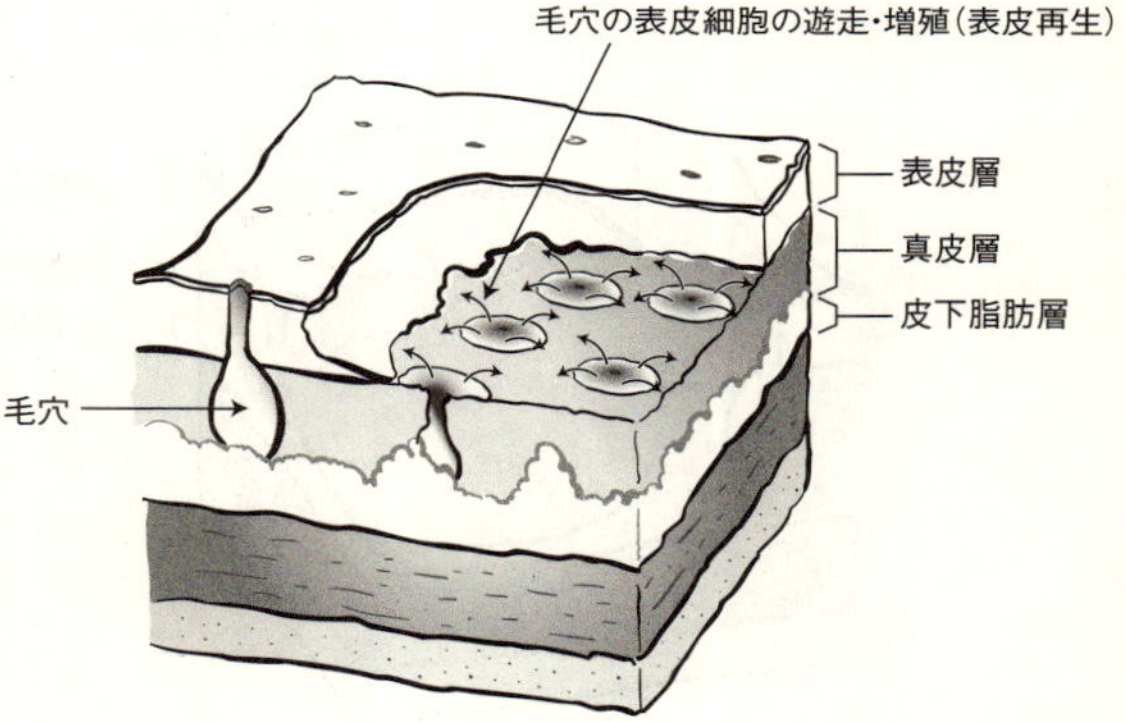


図1-1　傷ついた皮膚（創部に毛穴が残っている場合）

穴からアリがまた出てきて、また庭のあちこちでアリが歩き回るようになる。このアリが皮膚の細胞、巣穴が毛穴（あるいは汗管）というわけだ。

ここで自分の腕や頬をよく目を凝らして見て欲しい。特に頬や額にはびっしりと産毛《うぶげ》が生えているのがわかるはずだ。この一つ一つから皮膚細胞が増えていく様子を想像して欲しい。これなら早く治るのも当たり前だな、という気がしてこないだろうか。

ちなみに、毛が生えていない部位（手掌《しゅしょう》や足底）ではどうなるかというと、ここには確かに毛穴はないが、汗管が豊富に存在していて、ここから皮膚が再生するのだ。

それでは、毛穴が残っていない深い傷の場

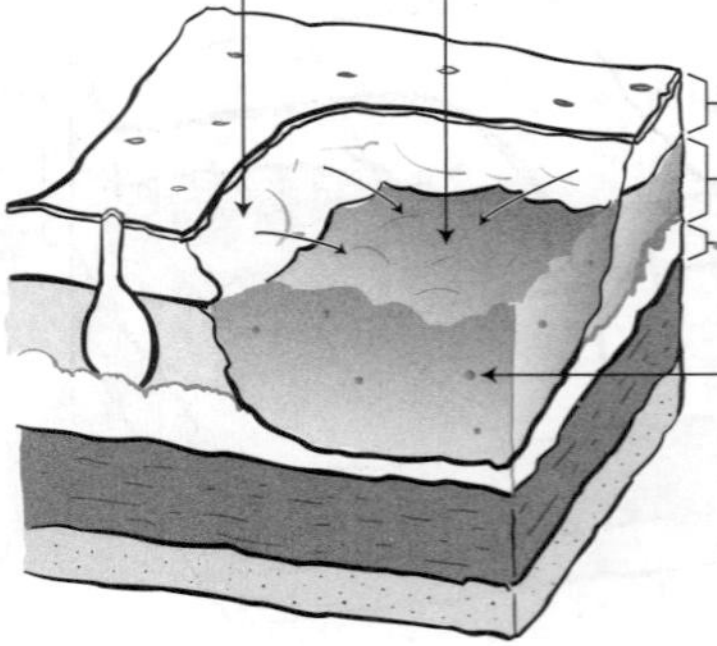


図1-2　傷ついた皮膚（創部に毛穴が残っていない場合）

合はどうかというと（図１－２）、まず最初に肉芽《にくげ》という赤い組織が傷口を覆う。この肉芽はコラーゲンや毛細血管に富んだ丈夫な組織であり、傷口をしっかりと覆う役目をする。そしてこの肉芽の表面に傷の周りの無傷な皮膚から皮膚の細胞が移動してくる。そして同時に、肉芽組織そのものが収縮するため、傷自体が小さくなっていく。このようにして、深い傷も、ちょっと時間はかかるが見事に皮膚が再生する。

さきほどのアリのたとえで言うと、庭をブルドーザーで深く掘り起こした場合に相当する。もちろん、アリの巣穴も根こそぎなくなっている。この場合にはまず深くえぐれた部分に新たに土を入れて平らにし、そのうち、隣の家の庭にいるアリがこちらの庭にやってくるようになるようなものだ。

以上をまとめると、次のようになる。

①浅い傷の場合には毛穴（および汗管）から皮膚が再生する。

②傷が深い場合にはまず肉芽が傷を覆い、その表面に周囲から皮膚が入り込んで再生する。

実に単純なものである。そしてこの単純な現象が、なぜ傷を乾かしてはいけないかの理由を導き出す。

## 4　乾燥は厳禁――カサブタはミイラである

皮膚の傷の治癒、つまり皮膚の再生に絡《から》んでいるのは、皮膚の細胞、その細胞の移動と分裂の舞台となっている真皮、肉芽だ。これらの共通点は「乾燥に弱い」ことであり、むしろ最大の弱点と言ってもいい。

皮膚の細胞を乾燥状態に置くとすぐに死滅する。真皮や肉芽は本来は非常に血流に富んだ丈夫な組織なのだが、乾燥させるとやはりあっけなく死んでしまう。皮膚の細胞でなくても、神経細胞だろうが腸管上皮細胞だろうが、乾燥状態で死滅しない人体細胞はないのだ。人間は水なしには数日しか生存できないように、人体を構成するあらゆる細胞も乾燥状態ではすぐに死んでしまう。

だから、傷口を乾燥させると皮膚の細胞も真皮組織も肉芽組織も死んでしまう。そして死んだ人間が生き返ることがないように、一旦死んだ細胞も組織も蘇ることはなく死骸になる。それがカサブタだ。つまり傷の上にできるカサブタとは、乾燥して死に、ミイラになったようなものだ。

従来は、カサブタができると治る、と誤解されていた。だから、早くカサブタができるようにとせっせと乾かしてきたわけだが、何のことはない、傷が治らないように、細胞が早く死ぬようにと一生懸命乾かしていたのだ。

カサブタは要するに、中にばい菌を閉じ込めて上から蓋《ふた》をするようなものである。だから、カサブタになるといつまでも治らないし、閉じ込められたばい菌が暴れだせば化膿することになる。

逆に傷を乾かさないようにすれば、真皮も肉芽も、その上を移動する皮膚細胞も元気いっぱいだ。その結果、傷の表面は新たに増えた皮膚細胞で覆われ、皮膚が再生することになる。

以上から、傷を治すためには乾燥は大敵だということがご理解いただけたと思う。

それでは、傷を乾燥させないためには具体的にどうしたらいいのだろうか。

## 5　傷のジュクジュクは最強の治療薬

花壇の土が乾いてきたら水を撒《ま》けばいい。玄関の土が乾いて土ぼこりが上がりそうだったら打ち水が効果的だ。では、傷口の乾燥を防ぐにはどうしたらいいのだろうか。傷口に水を撒けばいいのだろうか。

もちろん、水を撒く必要はない。「水を通さないもの、空気を通さないもの」で傷口を覆ってやるだけでよい。なぜかというと、傷口からは傷を治すための最強の液体が常に分泌されているからだ。それが「細胞成長因子」という生理活性物質である。

膝小僧を擦りむいた時、傷口がジュクジュクしてこなかっただろうか。このジュクジュクは何か、という研究が始まったのが一九五〇年代で、このジュクジュクと出てくる滲出液《しんしゆつえき》は細胞成長因子と呼ばれる物質を含み、その物質は傷を治すための成分だったのだ。

現在では四〇種類を超える細胞成長因子が見つかっている。ある成長因子は皮膚の細胞の分裂を促し、別の成長因子は線維芽《せんいが》細胞に作用してコラーゲンの産生を促進させ、また別の成長因子は毛細血管新生を促していたのだ。しかもそれらは相互に関連しあっていたのである。

例えば、そのうちの四種類の細胞成長因子とその作用、そしてそれらを分泌する細胞との関係を図1－3にまとめてみたが、一つの細胞成長因子がある細胞に働きかけて別の細胞成長因子を分泌させ、それがまた最初の細胞を活性化させたり、別の細胞を活性化させていることがわかると思う。まさにネットワークを作って影響し合い、その結果として、どんどん傷が治る方向に作用していることがわかる。

つまり人間の体は自前で傷を治すメカニズムを持っていて、それがあの傷口のジュクジュクだったのだ。この傷のジュクジュクはいわば、人体細胞の最適の培養液なのである。だから、傷口が常にこのジュクジュクで覆われるようにしてやれば、傷は簡単に治ってしまうのだ。せっかく「傷を治す物質」があるのなら、それを利用しない手はないのである。

ではどうするか、といえば、話は簡単で、先にも述べたとおり、傷口に分泌されているジュクジュク、つまり滲出液が外にこぼれないように、「水を通さないもの、空気を通さないもの」で覆ってやればいい。そうすれば傷の表面は常に滲出液で潤った状態になって乾燥しなくなり、傷表面のさまざまな細胞は活発に分裂し、傷はどんどん治ってしまう。

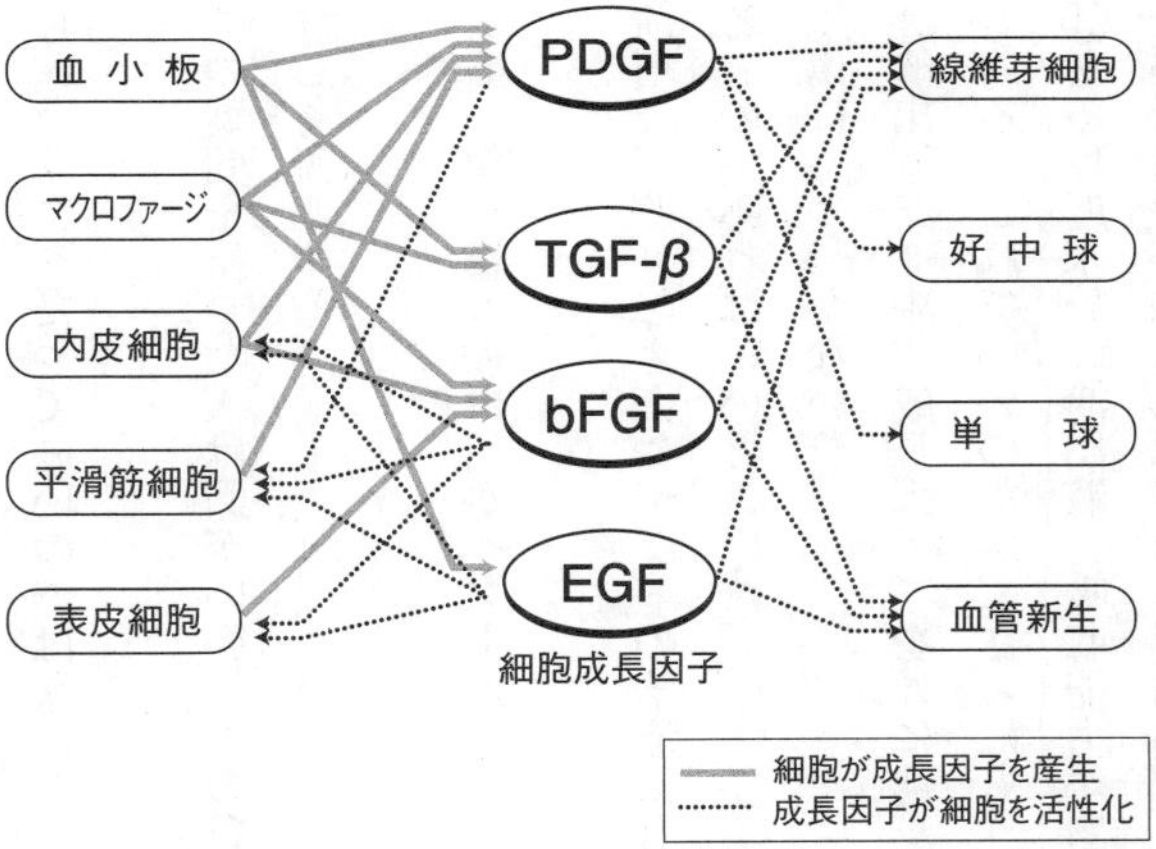


図1-3　細胞成長因子の相互作用

これが「湿潤治療」の原理だ。

では傷の上を覆うものは何がいいのだろうか。

実は何だっていい。人体に有害な成分が含まれてさえいなければ、

①傷にくっつかない。

②滲出液（＝細胞成長因子）を外に逃がさない。

この二つの条件をクリアしていれば十分だ。それが、後述する食品包装用ラップであったり、市販のハイドロコロイド被覆材だったり、プラスモイストなのだが、もちろん、ポリエチレン製のゴミ袋だって治療に使えるし、有害成分が含まれなければビニールシートだって十分な治療効果を発揮する。

ここで、勘のいい人は、ちょっと引っかかるはずだ。滲出液がこぼれないようにするだけなら、カサブタだっていいのではないか。なのになぜラップがよくてカサブタはいけないのか。

この疑問を持った人は頭がいい。この質問は治療の本質に関わっているものなので、後ほど詳しく説明する。

## 6　傷を覆うのは何がベストか

前項で、擦りむき傷やヤケドの治療に有用なものとしては、次の二つの条件が満たされているものであればいいと書いた。

①傷にくっつかない。
②滲出液（＝細胞成長因子）を外に逃がさない。
もちろんこれでいいのだが、さらにもう一つ、
③ある程度水分（滲出液）吸収能力がある。
という条件が加わればベストである。

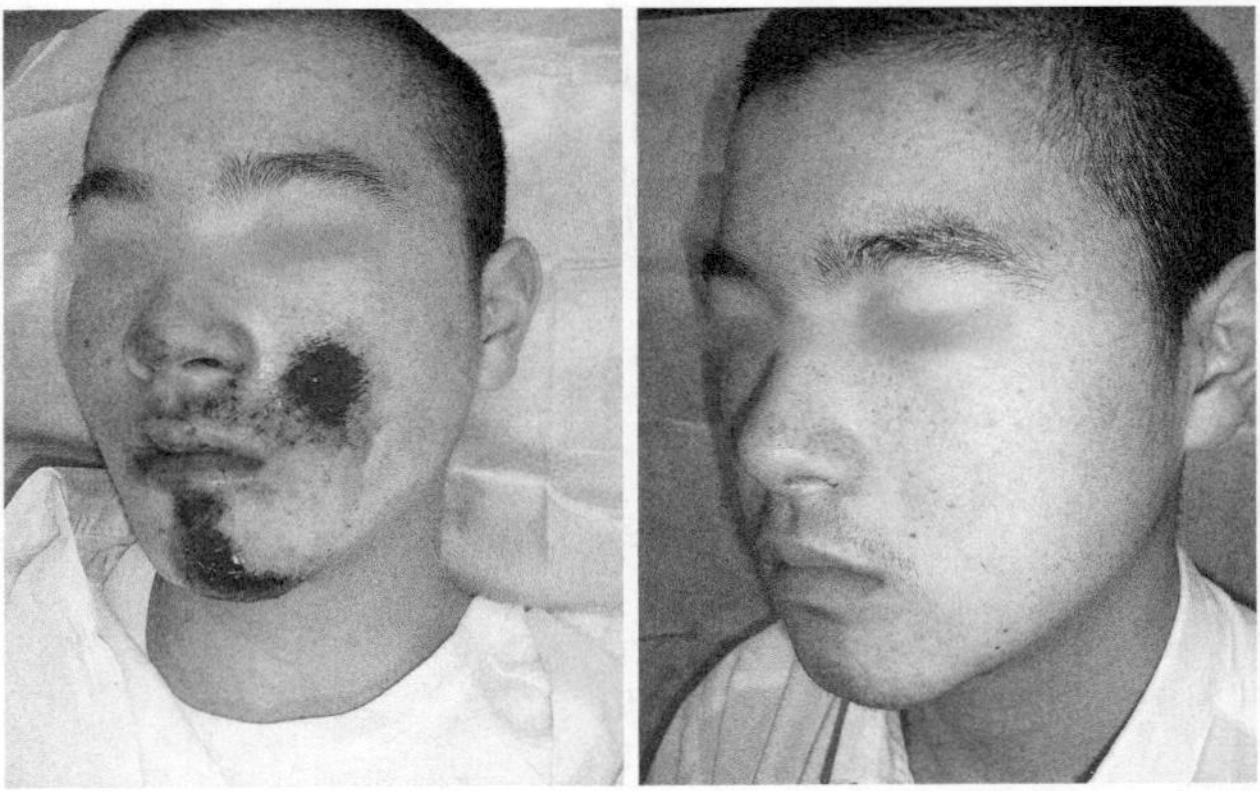

自転車に乗っていて車と衝突して転倒、顔にケガをした17歳男性。直ちに当科を受診した（写真左）。当日はアルギン酸塩被覆材（P62参照）、翌日からハイドロコロイドで被覆。10日後にはすっかりきれいになった（右）。

なぜ、水分吸収能力が必要かといえば、それがないと傷周囲の皮膚に汗疹《あせも》ができたり、膿痂疹《のうかしん》（いわゆる「とびひ」）ができたりするのだ。

皮膚は防御器官であるとともに排泄器官であり、体外に汗と不感蒸泄《ふかんじょうせつ》（発汗以外に皮膚および気道から蒸散する水分）を出すという重要な役目を持っているからである。だからそれを無視してラップなどで皮膚を密封すると、皮膚は排泄器官としての働きができずに機能不全に陥り、その結果としてさまざまなトラブルが起こることになる。そのトラブルが汗疹であり膿痂疹なのだ。

また、滲出液が皮膚についているだけで、皮膚炎を起こすこともある。要するに、滲出液（＝細胞成長因子）は傷を治すには最善の治療薬だが、皮膚にとっては余計物、厄介者なのである。

この三つの条件を満たした治療材料を「創傷被覆《ひふく》材」といい、一九八〇年代から病院での傷や褥瘡《じょくそう》（床ずれ）の治療に使われ始めている。その一つがハイドロコロイドという素材で、現在、「キズパワーパッド」という商品名でドラッグストアなどで販売されている。

また、「プラスモイスト」という治療材料もこの三つの条件を兼ね備えており、しかも値段がハイドロコロイドより安価であり、調剤薬局の店頭やインターネットで購入できる。水分吸収能力という点ではプラスモイストはハイドロコロイドをはるかにしのいでおり、素人が傷の治療に使用してもまず失敗することがなく、安心して使える治療材料である。

## 7　湿潤治療は地球を救う？

長々と湿潤治療について説明してきたが、その特徴をまとめると次のようになる。

①すぐに傷が治る。
②痛みもなくなる。

③擦りむき傷も深い創も熱傷も同じ方法で治療できる。
④消毒薬も軟膏《なんこう》も不要。
⑤最低限、水とラップと絆創膏《ばんそうこう》があれば治療でき、極めて安価。
⑥治療材料が軽くてかさばらない。
⑦治療方法が簡単、簡便。

このような特徴を持つ傷の治療法が最も必要とされているのはどこだろうか。それは紛争地であり災害被災地だ。これらの場所では短時間に多くのケガ人が発生するが、とりあえず水で傷を洗い、ラップかプラスモイストを当て、絆創膏で固定して包帯を巻くだけなら、数十人のケガ人でも一人で治療できてしまう。しかも、治療材料であるラップ、プラスモイストは軽くてかさばらないため大量に持ち運べる。

これは発展途上国でのケガの治療にも有用で、実際にそういった国々でNGOの医療活動に携わっている方から、ラップでのケガの治療法を教えたら非常に感謝された、という連絡をいただいている。

そしてこれは日本の医療現場をも大きく変えるはずだ。例えば、簡単な傷が誰でも自分で治療できるようになれば医療費抑制になるし、病院に湿潤治療が広まれば消毒薬も軟膏も不要になるため、これも医療費抑制に有効だ。もちろん、創傷被覆材の使用量も増えるが、治癒までの期間が短縮できるため、人件費まで含めると安上がりなのである。

さらに、高齢者はちょっとした打撲でも傷になるし、寝たきりになれば褥瘡《じょくそう》（床ずれ）ができるが、湿潤治療の知識さえあればそれらは「病院で専門医が治療しないと治らないケガ」ではなく「家庭で素人でも治せるケガ」になる。超高齢化社会に向かって疾走する日本で、これは社会全体に大きなメリットになるはずだ。

# 第2章　傷の正しい治し方

## 1　湿潤治療に必要なもの

この章では日常遭遇することの多い擦りむき傷（擦過創《さっかそう》）とヤケド（熱傷）を例にとり、実際の治療法について説明しよう。その他、浅い切り傷も同じ方法で治療できる。

治療に必要なものは次の通りだ。

○創部を洗浄する水（水道水、糖分が入っていないペットボトルのお茶などでも可）

○血液や汚れを拭《ふ》き取るもの（タオル、ティッシュペーパー、ガーゼなど）

○創部を覆うもの（プラスモイスト、市販のハイドロコロイド被覆材、ポリオレフィン系〈ポ

リエチレン〉の食品包装用ラップ〈以下、食品包装用ラップと略す〉、白色ワセリンなど）

○その他（絆創膏、包帯など）

まず、創部洗浄用の液体だが、滅菌水である必要はなく、通常飲めるものなら創部洗浄に使用して大丈夫だ。ただし、糖分が含まれているもので洗うと痛いので避けた方が無難だろう。また、流水中には創感染を起こす細菌は存在しないため、川の水で洗っても問題はない。血液や汚れを拭き取るにはタオルやティッシュペーパーを使用するが、これらも家庭で使っているものでよい。

創部を覆うものには前述のプラスモイスト、ハイドロコロイド被覆材、食品包装用ラップのいずれかでよい。

まず、プラスモイストだが、これは筆者が傷の治療のために開発したもので、インターネット（http://cart05.lolipop.jp/LA11733809/）（http://www.allergy-biz.com/）や一部の調剤薬局で購入できる（http://www.zuiko-medical.co.jp/moistp.html）。

ハイドロコロイドは、「キズパワーパッド」という商品名でドラッグストアやコンビニエンスストアで販売されている。ちなみにキズパワーパッドの説明書には「最大5日間、貼ったままでよい」などと書かれているが、これは鵜《う》呑《の》みにしない方がいい。貼りっぱなしにすると汗疹《あせも》や膿痂疹《のうかしん》（とびひ）になるからだ。やはり一日一度は貼り替えた方がいいだろう。

これらが入手できない場合には、ラップ（サランラップなど）も治療に有用だ。ラップは創面に固着せず、創面の乾燥を防ぐという目的に適した素材である。しかし吸水力が全くないため、暑い時期に使用するとラップで覆った部位の皮膚にやはり汗疹やとびひを作ったりするので注意が必要だ。

これを防ぐためには、汗をかく時期には一日に数回ラップを剝《は》がして傷周囲の皮膚をよく洗って貼り替えるのが効果的だ。ラップにはさまざまな種類の商品があるが、薄い方が密着性がよく、鎮痛効果が高い。ラップに白色ワセリンを塗るとさらに鎮痛効果が高い。

白色ワセリンは、原油の生成過程で得られる鎖状飽和炭化水素（$C_nH_{2n+2}$）の一種で、炭素数が一六から二〇の混合体を指す。ちなみに炭素数が二一の炭化水素がパラフィン（石蝋《せきろう》）、二二以上のものは潤滑油と呼ばれている。高純度の白色ワセリンは、分子量が二八〇前後と小さいために抗原性（アレルギーを起こす性質）を持たず、常温での反応性は乏しく、生体との反応もほとんどなく、非常に安全な物質といえる。実際、白色ワセリンは、口から入っても目に付いても、害がないことが確認されている。

なお、白色ワセリンは「白色ワセリン」「プロペト」「Vasellin」の商品名で各社から販売されていて、ドラッグストアなどで購入できる。

## 2　擦りむき傷の治療

### 一般的な擦りむき傷の治療法

日常、最も多いケガといえば擦りむき傷だ。ちょっと擦りむいてヒリヒリしている程度から、出血しているようなものまでさまざまだが、これらは全て同じ方法で治療できる。

①まず出血を止める。これは創部にタオルなどを当てて、その上から軽く圧迫すれば数分で止まる。出血部を顔くらいの高さに挙上するとさらに効果的。なお、心臓に近い部位を縛ると逆に出血が多くなるため、心臓に近い部位は絶対に縛ってはいけない（これは手足の裂傷でも同じ）。

②傷の周りの皮膚の汚れを拭き取る。もしも傷の中に砂などが入っていたら、水道かシャワーで洗い落とす。

③ハイドロコロイドの場合は直接傷の上に貼り、絆創膏などは不要。

④プラスモイストとラップの場合は、傷よりやや大きめのサイズに切って、薄く白色ワセリンを塗り傷を覆い、絆創膏で固定する。
⑤ラップの場合はラップの上にタオルかガーゼを当て（漏れ出してくる滲出液を吸収するため）、その上から包帯を巻く。
⑥ハイドロコロイドとプラスモイストは一日一回は貼り替える。ラップの場合は、寒い時期なら一日一回、暑い時期であれば一日二、三回交換する。交換の際は傷周囲の皮膚をよく洗って、汗や滲出液を十分に洗い落とす。
⑦傷の部分がツルツルした皮膚で覆われ、滲出液が出なくなったら、もうプラスモイストやラップで覆う必要はない。
⑧治療が終了した後も、顔面などの露出部の場合は、直射日光を避けるようにする。再生したての皮膚は色素沈着を起こしやすいからだ。遮光の方法は、市販のＵＶカットのクリームなどでよく、顔面の場合は三カ月くらい続ける。

## ハイドロコロイドなどが貼れない部位の擦りむき傷

頭部の有毛部や口唇、眼瞼《がんけん》部の擦りむき傷では、ハイドロコロイドやプラスモイストを貼るのが難しい。この場合は、治療の目的は「創面の乾燥を防ぐこと」なので、白色ワセリンの頻回《ひんかい》塗布で治療できる。四回塗っても乾く場合は五回、五回でも駄目なら六回塗布と、臨機応変に考えて欲しい。頭皮や口唇は血液の循環がよい部位なので、通常数日で傷は治癒するはずだ。

眼瞼部の擦りむき傷では市販の眼科用軟膏、口唇では口内炎用軟膏を塗ってもよい。

**病院を受診した方がよい擦りむき傷**

とはいえ、次のような場合は、病院を受診して欲しい。

①創面に砂や泥が入り込み、汚染されている場合。

②傷が深い場合。

③治療の途中で発熱(三八度台の熱)があったり、創部に痛みがある場合。

①の場合には、麻酔をしないと砂などが除去できず、破傷風の予防注射も必要になるためだ。③の場合は傷が化膿したための発熱である可能性があり、抗生物質の点滴や内服が必要となる。

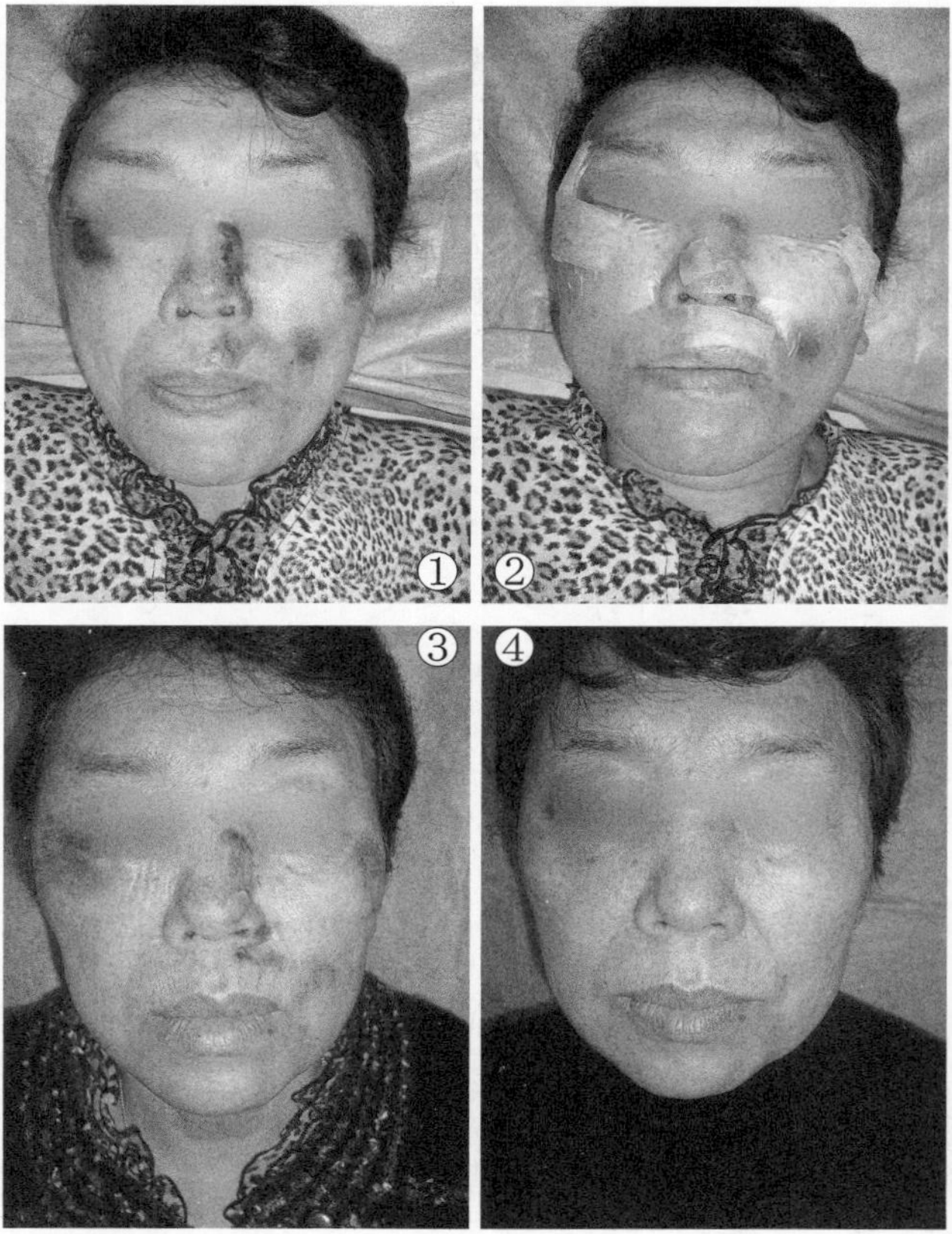


歩道で転倒し顔面を擦りむいた60歳女性。直ちに当科を受診し（写真①）、当日はアルギン酸塩被覆材で被覆（写真②：写真では被覆材の上にテープを貼って隠している）。翌日（写真③）からハイドロコロイドにして１日１回交換。１週間後には写真④のように治る。

**カサブタができてしまった擦りむき傷**

カサブタが小さい場合は、白色ワセリンを塗ったラップかプラスモイスト、あるいはハイドロコロイドで覆っておくと、数日で自然に融解し、まるで引き上げ湯葉のようにつるりと取れる。

## 3　ヤケドの治療

**浅いヤケドの治療法**

水疱（水ぶくれ）はできていないが、赤くてヒリヒリするヤケドがこれに当たる。

面積が小さい場合は市販のハイドロコロイドを貼付《ちょうふ》、面積が広い場合は、プラスモイストに白色ワセリンを塗布して貼るか、ラップに白色ワセリンを塗布して貼れば、ヒリヒリした痛みはすぐに治まるはずだ。半日ほどして剥がし、赤みがなくなってヒリヒリ感もなくなれば治療終了である。

同様に、日焼けし過ぎてピリピリと痛い場合にも、同じ方法で治療すると痛みはすぐに治まる。日焼けにしても熱湯によるヤケドにしても、ヒリヒリ、ピリピリとした痛みは、患部が直接空気に触れて乾燥したことが原因なのである。

### 水ぶくれができているヤケド

水ぶくれが大きい場合（大よその目安で五センチを超える水ぶくれ）には、湿潤治療をしている病院（後述する）を受診し、治療を受けて欲しい。また、個々の水ぶくれは小さくても、それが多発している場合も同様で、病院を受診した方がよい。

小さな水ぶくれが数個できている程度であれば、そのまま白色ワセリンを塗ったラップかプラスモイストで覆う。その後は擦りむき傷と一緒で、ラップやプラスモイストの交換を続け、水ぶくれが平らになったら治療終了となる。

水ぶくれが二〜三センチ以上だったら、水ぶくれを破って水疱膜（水ぶくれの表面）を除去する。通常は痛みなく除去できる。そして白色ワセリンを塗ったラップかプラスモイストで創面を覆う。ラップやプラスモイストを交換する際、新たな水泡ができていたら必ず除去する。以後は前述の方法と同じで、水ぶくれの部分が乾燥してつるつるした皮膚で覆われたら治療終了である。

## 4　病院を受診した方がよい外傷

次のような場合はさすがに素人療法は危険であり、抗生剤投与や切開などの治療が必要になるため、必ず病院を受診して欲しい。

・刃物を深く刺した。
・異物（木片、金属、魚骨など）を刺し、中に破片が残っている。
・古い釘を踏んだ。
・動物に咬《か》まれて血が出ている。
・動物に咬まれて腫れている。
・深い切り傷、大きな切り傷。
・皮膚がなくなっている（欠損している）。
・切り傷で出血が止まらない。
・指や手足が動かない。

・指などが痺《しび》れている。
・大きな水疱ができているヤケド。
・面積が広いヤケド。
・貼るタイプのアンカ、湯たんぽ、電気カーペットなどによる低温熱傷。
・砂や泥が入り込んでいる切り傷、擦りむき傷。
・赤く腫れて痛みがある傷。

# 第3章　ケガをしたら何科に行く?

## 1　どの病院で湿潤治療をしているのか

これまで、擦りむき傷でもヤケドでも、「消毒しない、乾燥させない」湿潤治療なら早く治り、しかも痛みのない治療が可能なことを説明してきた。

ではこの治療は全国どこでも行われているのかというとそうではない。何しろこの治療は、筆者が個人で始め、インターネットを通じて普及しつつある治療法である。治療を取り入れて実践するかどうかを決めるのは医師次第である。

実際に湿潤治療を行っている医師・病院名は、筆者のインターネットサイト、『新しい創傷治療』(http://www.wound-treatment.jp/) で公開していて、日々リストを更新している(http://www.wound-treatment.jp/drs.htm)。

## 2　内科か外科か、大学病院か診療所か

さて、このリストをご覧になった方は、気が付かれたことがあるはずだ。大学病院がほとんど含まれていないこと、個人開業の診療所や小規模病院が多いこと、治療をしている医師の診療科が、外科ではなく内科や小児科が少なくないことである。

ケガをしたら外科か整形外科を受診するのが普通で、内科医がケガの治療をするということ自体、ありえないことである。なぜ湿潤治療に限り、このような現象が起きているのだろうか。

その理由は、前述したように、「医師個人が納得して実践」している治療だからだ。

何といってもこの治療は、やろうと思えば素人でもできる治療である。必要なのは創傷被覆材という治療材料だけで、それがなくてもラップさえあれば、とりあえず治療が始められる。だから、それまでヤケドの治療をしたことがない小児科医でも、ケガの治療を敬遠して

いた内科医でも、勇気さえあればその日から治療できる。

そして、一例でもうまくいけば自信に繋《つな》がるし、何より、痛くなく早く治るのだから患者さんが喜んでくれる。最初の一歩さえ踏み出してしまえば、小児科医でも精神科医でも、ケガの治療のエキスパートになれる。そうやって経験を積み重ねていけば、湿潤治療に無知な外科系医師より、よほど的確にヤケドの治療ができるようになってしまう。

要するに、湿潤治療を始めるかどうかは、湿潤治療という治療法に関する情報を持っているかどうかにかかっているのだ。だから外科医なのか内科医なのかの問題ではなくなるのだ。これが、従来のケガの治療と違うところである。

また個人開業医は、新しい治療を始めるかどうかで他の医師の意向を諮《はか》る必要はない。病院のスタッフに「今日から傷の消毒は止めるぞ」とひとこと宣言すれば、その時から湿潤治療を開始できる。このような理由から、湿潤治療をしているのは個人開業医が多くなる。

だが、大規模病院では難しい。組織が大きいほど個人の意向が通りにくいからだ。例えば外科医が五人いる病院で、一人の医師が湿潤治療を始めようとしても、残りの四人が「そういう治療は聞いたことがない」と言えば、治療を始めることは不可能だ。仮に一人が始めたとしても、外来担当医は日替わりだから、月曜日はその医師が消毒しなくても、残りの曜日は消毒する医師が担当することになる。

ましてや大学病院のように、一つの診療科に数十人以上の医師がいる場合には、さらに困難になる。組織は組織全体で動くのを好むものだからだ。総合商社と個人商店が異なった経営方針を持つように、大規模病院と個人医院の違いは大きいのだ。

本書を執筆している時点では、ケガやヤケドの治療に関しては、個人開業医と小規模病院の医師が最先端を走り、そのあとを知識を持った素人が追い、大学病院や大規模病院の医師はそういう治療があることすら知らなかったり、知っていても実践できない、という状況になっている。だから「大ヤケドをしたが大学病院だから安心だ」というこれまでの常識は通用しない。それどころか、「大学病院だから湿潤治療をしていない」のである。

## 3　診療科の違いについて

内科とは何か、外科とは何か、と質問されると、大抵の人はちょっと戸惑うと思う。まして、整形外科と形成外科の違いなどとなるとかなりマニアックになり、医師でもきちんと答えられなかったりする。まずはこのあたりを説明しようと思う。

全ての診療科は内科系と外科系に分かれる。病院によって異なるが、大体表3－1のようになる。

内科と外科の違いは何かといえば、大雑把《おおざっぱ》にいうと「薬で治す内科」、「手術で治す外科」となる（一昔前には「体の外しか見ない内科」、「体の内側しか見ない外科」というジョークがあった）。

外科の中で目に特化したのが「眼科」、耳や鼻の病気に特化したのが「耳鼻科」であり、内科の中で子どもの病気に特化したのが「小児科」、皮膚の病気に特化したのが「皮膚科」である。

ケガをしたらどの診療科を受診したらいいのか、という問題を説明する前に、私が関連する形成外科についてちょっと寄り道する。

「整形外科（せいけいげか、Orthopedics）」は、Ortho（まっすぐ）とPedi（子ども）というラテン語系の言葉を語源とし、（生まれつきの病気で）体が曲がっている子どもをまっすぐに矯正《きょうせい》する、というのがそもそもの意味らしい。語源からわかる通り、かなり古くからある外科で、現在では運動器官、つまり、骨、筋肉、腱、神経の損傷や病気を治療する診療科となっている。スポーツや交通事故での骨折や捻挫《ねんざ》を扱っている外科だといえばわかり

| 内科系診療科 | 外科系診療科 |
| --- | --- |
| ❖いわゆる内科 | ❖いわゆる外科 |
| ◎消化器内科 | ◎消化器外科 |
| ◎循環器内科 | ◎呼吸器外科 |
| ◎血液内科 | ◎心臓外科 |
| ◎内分泌内科 | ◎血管外科 |
| ◎リウマチ科 | ◎小児外科 |
| ◎腎臓内科　など | ◎乳腺外科　など |
| ❖その他 | ❖その他 |
| ◎脳神経内科 | ◎脳神経外科 |
| ◎心療内科 | ◎耳鼻咽喉科 |
| ◎精神科 | ◎眼科 |
| ◎皮膚科 | ◎泌尿器科 |
| ◎小児科　など | ◎産婦人科 |
| | ◎整形外科 |
| | ◎形成外科・美容外科など |

表3-1　病院の診療科の分類

やすいだろう。

一方の「形成外科（けいせいげか、Plastic surgery）」は「形を作る外科」という意味で、今日の形になったのは一〇〇年ぐらい前と、外科界では新参者であり、「再建外科」という呼び方をすることもある。乳がんで乳房を失った女性に乳房を作ったり、顔面の変形（先天性の病気、外傷、がん切除による変形など）を手術で治す外科、といえばなんとなくイメージが掴《つか》めるだろう。

また、「形を変える外科」である美容外科は、形成外科から派生した分野で、形成外科で美容手術をしているのはそのためだ。ちなみに、巷《ちまた》では「美容整形手術」という言い方をするが、これは完全な間違い。なぜかというと、美容外科の手術をするのは形成外科医であって、整形外科医ではないからだ。正しくは「美容形成手術」である。

さて、「ケガをしたらどの診療科で治療したらいいのか」という問題に戻ろう。……と、話題を振っておいてなんだが、実は「ケガをしたら○○科」という診療科は存在しない。風邪をひいたら内科、腰を痛めたら整形外科、というような常識は、ケガには通じないのだ。なぜかというと、ケガ一般を治療対象にしている診療科というものが存在しないからだ。そんなバカな、と思われるかもしれないが、これが事実である。

もちろん、医学の教科書には外傷（ケガやヤケド）の治療法が書かれているし、医学部でもそれに関する教育はされていて、次のように部位別、原因別に担当が決められている。

○外科――肝臓破裂、肺挫傷などの内臓損傷を担当。
○整形外科――骨折、腱断裂、靱帯《じんたい》損傷などを担当。
○形成外科――顔面外傷、熱傷を担当。
○脳外科――脳損傷や頭蓋骨骨折を担当。
○耳鼻科――鼻や耳関連の外傷を担当。

○眼科――眼球とその周囲の外傷を担当。
○泌尿器科――男性性器の外傷を担当。
○婦人科――女性性器の外傷を担当。
○皮膚科――熱傷を担当。

このように、一見するとさまざまな部位の外傷に特化して治療を分担しているように見えるが、例えば、眼科は眼球の損傷については専門だが、まぶた（眼瞼）の裂創はあまり得意ではない。同様に、脳外科は、頭部の外傷といっても脳の損傷は得意だが、頭皮裂創の治療が得意なわけではない。足をくじいたら整形外科の出番だが、足の裏の裂創の治療は整形外科が一番得意なわけでもない。形成外科は傷の縫合にかけてはスペシャリストだが、擦りむき傷の治療を知っているわけではない。皮膚科医はヤケドの患者を治療することが多く、また皮膚の病気なら何でもござれだが、だからといって切り傷の治療を得意にしているわけではない。

要するに、切り傷や擦りむき傷の治療が、医学からすっぽりと抜け落ちているのである。教科書を調べてみても、それらに対する治療はおざなりなことしか書いていないし、昔の教科書を丸写ししただけとしか思えない治療法を載せている教科書も本屋に並んでいる。

さまざまな面で発達を続ける現代医学の中で、傷の治療の分野だけが一九世紀の治療のままであり、そのことに誰も気がついていなかったのである。

## 4　ヤケドは皮膚科?

擦りむき傷にしてもヤケドにしても皮膚のケガなのだから、皮膚科が治療すればいいだろう、と考える人も多いかもしれないが、前述のように「皮膚科は内科」なのだ。現実に皮膚科で手術を行っているところは多いが、実は本格的な外科の修練なしに手術している医師も少なくないようだ。皮膚科医は皮膚内科医であっても皮膚外科医ではないのである。

そうなると、本来なら形成外科が皮膚外科であるべきなのだが、形成外科は大規模な再建手術や先天性の異常の治療がメインとなり、外傷治療はあくまでも余技である。そのため、形成外科医だからといって、皮膚外傷(擦りむき傷やヤケド)の治療に興味を持っているわけではないのである。

このように考えてみると、なぜ皮膚科でヤケドを治療しているのか、不思議になってこないだろうか。

ヤケドは確かに軟膏という薬で治すので、内科の病気と思われるかもしれないが、皮膚の「外傷」である以上、本来は外科の守備範囲でなければいけないのだ。それなのになぜヤケドは、本来内科である皮膚科に治療を任されるようになったのだろうか。

理由は定かではないが、「ヤケドは皮膚だし、皮膚だから皮膚科で治療してね」と押し付けられたというのが真相ではないかと考えている（多分に邪推だが）。

このような状況があったからこそ、田舎の病院の一医師に過ぎない私が、ヤケドなどの治療方法を提唱し、治療の体系化を完成させるということが可能だったのだろうと思う。専門家がいると皆が思っていたら、実は専門家がいなかった分野が残されていたからである。

# 第4章　私が湿潤治療をするようになったわけ——偶然の産物

## 1　外科研修医時代の日々

この湿潤治療は基本的に、私が独力で作り上げ、理論化したようなものだ。大学とも無関係、学会とも無関係であり、欧米の先進的治療を取り入れたわけでもない。ただ、純粋に理論的に傷の治り方を研究し、これしかないという方法を考案し、それをインターネットで積極的に開示し、その考えを正しいと判断した医師たちの間に次第に普及してきた。

私がなぜ、このような治療を行うようになったのか。その経過を時系列を追って説明しようと思うが、ここには「医学」と「ピアノ」と「インターネット」が不思議に絡み合っている。

私は一九八四年に東北大学を卒業した。当時の東北大学では、医学部の卒業生の多くは大学の医局に直接入局せず、最初の二年間は市中病院で研修するのが通例であり、私は秋田県の病院で外科を中心に研修することにした。

そこでさまざまな手術、術後処置、救急処置、そして「外科の常識」を叩き込まれた。術前には手洗いをよく行い、術中は厳密な無菌操作を行い、術後は毎日傷を消毒して滅菌ガーゼを当て、術後は一週間、二種類の抗生物質の点滴を行うように教えられた。また、傷を濡らすなんて御法度中の御法度であり、抜糸前に入浴するなんて考えたこともなかった。

術後の創消毒について、最初に疑問を持ったのは医者になって二年目の最初の頃だった。初めて痔《じ》の手術をして縫合した傷を、いつものように消毒しようとしたら、先輩医師が「そこは消毒しなくていいよ。どうせ便で汚れるからね」と教えてくれたのだ。確かに痔の手術は肛門管、つまりお尻の穴の奥だから、便をするたびに傷が汚れ、消毒しても無駄だという理屈は理解できた。

だが、それ以外の手術、例えば乳がんの手術や胃がんの手術の傷は、「消毒しないと化膿するから毎日しっかり消毒しろ」と教えられているのだ。便で汚染される傷は消毒しなくても化膿しないが、それ以外の傷は消毒しないと化膿する、ということになるが、なんか変だな、という疑問が頭をかすめた。が、その時は「そういうものなんだろう」と思っていた。何しろ外科の下《した》っ端《ぱ》の医師は猛烈に忙しいから、細かいことにこだわっている暇なんてないのである。

しかしその後、大腸がんの手術をするようになって疑問は決定的になった。大腸の吻合部《ふんごう》は消毒しないが、腹部の傷は消毒するという矛盾に気がついたのだ。

腹部の手術後で最も怖い合併症は腹膜炎である。腹部の傷（お腹を切って縫った傷）を消毒しなかったら、そこからバイキンが入って腹膜炎を起こしてしまう、だから傷を毎日しっかり消毒しろ、と教えられていたのだが、考えてみたら最も恐ろしいのは大腸吻合部が化膿することだ。なぜなら大腸吻合部が化膿したら、大腸の中身、つまり大便が腹腔《ふくこう》に漏れ出し、激烈な腹膜炎を起こすからだ。理屈から言えば、傷の消毒で傷の化膿が防げるのなら、一番しっかり消毒しないといけないのは皮膚の傷でなく大腸の傷、すなわち大腸吻合部のはずだ。だが現実には、大腸吻合部は消毒していないし、それなのに化膿もしていないのだ。

これはどう考えても不合理だ。そこで、このような疑問を投げかけたところ、同僚たちは、「大腸吻合部を消毒するためには毎日腹を開けなければいけないし、それは不可能だ」と当然のように反論してきた。だが、消毒をしなくてもいいからしないのと、本来は消毒しなければいけないのにやむを得ず消毒できないのとでは、本質的に異なっているはずだ。もしも後者であれば、毎日消毒できる方法を模索するのがスジであり、消毒しなければいけないが消毒する手段がないというのを放置しているのは怠慢《たいまん》である。

このあたりを理詰めで考えていくと、傷の消毒と化膿は関係ないという結論になる。研修医二年目の頭ではさすがにそこまでは踏み込めなかったが、いずれにしても、術後の消毒はどこかおかしいと感じていたのは確かだった。

## ２　形成外科に入局――「外科の常識」は「形成外科の非常識」だった！

二年間の研修を終えた私は、東北大学形成外科に入局することになった。研修医時代に乳がんの手術をしたが、その傷跡があまりに悲惨だと感じたため、オッパイを取る医師ではなく、作る医師になろうと考えたのが発端だった。

そして入局後は手の外科、顔面の手術、体表先天異常の治療を学んだが、直ちに外科と形成外科の間では術後創の治療についての考えがかなり違っていることに気がついた。

例えば、外科では抜糸をするまで傷は絶対に濡らすなと教えられていたが、形成外科では手の手術後は翌日から消毒薬を入れた水道水で手術創を洗うのだ。外科では絶対に濡らしてはいけないのに、形成外科ではまず洗いましょうなのだ。驚天動地《きようてんどうち》とはこのことである。それなのに傷は化膿することもなく、普通に治っているのだ。

また、手の手術ではギプスを巻くが、このギプスは二週間巻きっ放しである。つまり、ギプスの中の傷は消毒したくてもできないことになる。では二週間も消毒していない傷が化膿するかというと、そういうこともない。

同様に、口腔内の手術のあとでは口の中の手術創は全く消毒しないのだ。消毒したところで唾液で流れるだけ、というのがその理由だが、いずれにしても消毒しなくても傷は化膿しないし、何事もなく治っていった。

つまり、最初の二年間に外科で習得した「外科の常識」は、「形成外科の常識」ではなく、「外科の非常識」が「形成外科では常識」だったのだ。おそらくこのあたりのことは、ずっと外科にいたら気がつかなかっただろうし、逆に最初から形成外科に入局していたら、「傷は絶対に濡らしてはいけない」という常識が外科にあることも知らずにいたはずだ。

また、形成外科は他の診療科の手術の手伝いをすることが多かったため、そのたびに、診療科ごとに「常識」が異なっていて、基本的な考え方すら異なっている場合が少なくない、ということが次第に見えてきた。

形成外科は顔面と手の手術、熱傷を専門的に扱っているため、外傷を包括的に考えるようになった下地はこの時期に作られたと思っている。そして何より、ケガといえば顔面と手が多く、それらを全て一人で治療できるようになったことも大きかった。形成外科を専攻していなければ顔面と手の外傷の治療に習熟するのは大変だったと思う。深い考えもなしにもののはずみで形成外科を選んだが、それが現在の治療に直結しているのだから、不思議なものである。

だがこの頃までは、傷は普通に消毒していたし、特に考えることもなく従来通りの傷の治療をしていた。

## 3　褥瘡治療で目覚めた

その後、大学医局からの派遣である病院で形成外科を開設することになり、勉強熱心な卒後三年目の若い医師を連れて行ったが、彼が一冊の本を教えてくれ、それが私の人生を変えることになった。『ドレッシング』（穴澤貞夫監修、へるす出版、一九九六年）である。

その病院には皮膚科もあったが、褥瘡《じょくそう》（床ずれ）の治療は形成外科が担当することになった。彼は熱心に取り組み、ほどなく褥瘡の最新治療と創傷治癒（傷が治る過程のこと）について網羅している『ドレッシング』という教科書を見つけ、創傷被覆材での湿潤環境の維持による治療を行ってみたいと私に申し出た。

面白そうだからやってみたら、ということで治療が始まったが、確かに以前の治療よりはよさそうな感じだった。だが、高齢で寝たきりの患者さんに発生するのが褥瘡なので、栄養状態も悪く、劇的な治療結果というほどではなかった。その後、被覆材のメーカーの人と親しくなり、被覆材には色々な種類や特性があると知るようになる。特にアルギン酸塩被覆材という治療材料には強力な止血能力があることを知り、いつか試してみたいなと思っていた。

そんなある日、前腕の擦過創の患者さんが受診した。ちょっと深くて出血している。そして手元にはアルギン酸塩被覆材のサンプルがある。なら試してみようというわけでこれを傷に貼り、その上を透明フィルムで覆ってみた。確かに出血はほどなく止まった。翌日受診してもらったら、出血は止まっているし、傷もいつも見ている擦過創よりきれいに治っていた。

次は指先の皮膚を切り落としてしまった患者さんだった。通常なら止血に難渋するのだが、アルギン酸塩被覆材を当ててみると、やはり数分で出血は止まってしまった。これも翌日受診してもらったが、なんとびっくりすることに、痛みがほとんどないという。傷の治りも早くて止血効果もあるだけでなく、抜群の鎮痛効果もあるらしい。

初めは単なる思い付きで始めた被覆材による外傷治療だったが、毎日毎日、新しい発見があり、どんなケガでも応用できそうなことがわかってきた。そして何より患者さんが喜んでいる。痛くなくて早くきれいに治るのだから当たり前だ。こうやって私は、被覆材による治療（当時は閉鎖療法と呼んでいた）の虜《とりこ》になっていった。

またこの頃から、創傷治癒（傷が治る過程）の基礎から勉強を始め、なぜこの治療で傷が早く治るのか、なぜ痛くないのかを理論的に説明できるようになってきた。さらに、消毒薬には組織障害性があるという論文を知ったことから、以前から懐疑的だった傷の消毒を止めるようになり、そのうち、外傷治療に消毒薬は一切使わないようになった。

## ４　そしてインターネットとの幸福な出合い

そうなると、この治療について他の医師にも知らせたくなってくる。そこで形成外科の地方学会で何度か発表した。非常に興味を持たれ、治療のノウハウについての質問をいただくのだが、何しろ学会発表は短いと五分、長くてもせいぜい七、八分であり、症例の経過を説明するだけでタイムアウトだ。

当時は、傷を治すエキスパートであるはずの形成外科医でも、創傷治癒のメカニズムについて知っている人はほとんどいなかったのだ。既存の知識や、ある程度の共通認識のある知識を発表するには学会は有用だが、全く新しい知識を提示する場としては学会は適していないことに気付きはじめた。

当時私は、あるインターネットサイトを運営していた。ピアノ曲の中でもとりわけマニアックな「演奏会用パラフレーズ」という分野の作品を解説する『超絶技巧的ピアノ編曲の世界——体育会系ピアニズムの系譜——』というサイトである。

私がこのサイトを作り始めたのは一九九六年で、当時はまだ個人がホームページを持っていること自体が珍しかったが、この分野の曲を集めた書籍は洋書が一冊あるだけだったこともあり、ピアノマニアの間ではかなり知られたサイトとなった。

そしてこのサイトの中のエッセイとして閉鎖療法（現在の湿潤療法）を紹介したところ大きな反響があり、やがて二〇〇一年に『新しい創傷治療』という独立のサイトになった。

このインターネットサイトを作るうえで、私は次の二点を原則に据えた。

・治療上のノウハウを全て公開すること。情報は何一つ隠さないこと。
・治療上の失敗も全て公開し、失敗例への対処法を公開すること。

これらを原則としたのは、ピアノサイトの管理で得た経験がもとになっている。それは「情報は共有されてこそ価値がある」、「共有されない情報には価値がない」、「情報を無償提供すればするほど情報が集まってくる」という経験則だった。

私はピアノ曲の解説とともに、持っている楽譜のデータベースも公開した。その中に、数年前に日本のピアノ雑誌に掲載されたホロヴィッツの採譜楽譜（音源をもとに作った楽譜）があったのだが、それに世界各地のピアニスト、ピアノマニアたちが食いついてきて、どうやったら楽譜が手に入るのかという英語メールがいくつも舞い込んできたのだ。

ウラディミール・ホロヴィッツ（一九〇三～一九八九）は超絶的な技巧と深い音楽性を兼ね備えた二〇世紀最高のピアニストであり、私にとってはいわばピアノの神である。彼はいくつも派手な自作のアレンジを演奏していたが、楽譜として残さなかった。私はその楽譜の所在をネットで公開したのだ。世界中のピアノマニア、ホロヴィッツマニアが接触を求めてきたのは当然といえば当然である。

それに対し私は、楽譜コピーをエアメール（航空便）で送ってあげることにした。もちろん、コピー代もエアメール代もこちら持ちである。海外への郵便物を出すのは初めての経験だったし、航空便もかなり高かったが全く気にならなかった。一介の素人に過ぎない私が世界中のピアニストと直接メールのやり取りができることが何より嬉しかった。そして彼らから感謝のメールをいただいたが、その数人は楽譜コレクターらしく、メールには彼らが持っている楽譜リストが添付され、欲しい楽譜はいくらでもあげるから連絡を寄こせと書いてあるではないか。

彼らの好意に甘え、日本国内では絶対に手に入らない希少楽譜をメールでリクエストしたところ、翌週には、さまざまな国から楽譜コピーの束が届いた。そしてその情報をホームページに載せると、今度は日本中のマニアから「その楽譜を売って貰えないか」というメールが舞い込み、今度は彼らにただで送ってあげることとなる。一つの楽譜からいつのまにか、私を中心とした世界中の楽譜マニアたちのネットができ、私の楽譜蔵書はほどなく世界有数のものになってしまった。平成版「楽譜わらしべ長者」物語である。

こういう経験から私は、情報を全て公開し共有することで、より多くの情報が得られることを学んだ。苦労して手に入れた楽譜だからタダでは見せられない、と考えるか、苦労して手に入れたものだから皆で共有しよう、と考えるかの違いである。だから治療法を全て公開したのだが、治療例は学会発表するか論文にしなければ意味がなく、インターネットでの公開は無意味だという批判もあった。だが、全く気にしなかった。私にとって学会も論文もどうでもよかったからだ。また治療失敗症例は多くのことを教えてくれるし、治療上のトラブルについて皆で分析して解決法が考案されることで、治療法はより完全なものになっていく。だから、失敗例ほど公開しようと考えたわけだ。

## 5　「根拠のある医療」との闘い

このようにして次第に治療が知られるようになっていったが、何しろ治療原則が「消毒しない、乾燥させない」であり、それまでの傷治療の常識である「消毒して乾かす」治療を真っ向から否定するものである。当然、賛否両論を巻き起こすことになった。

特に消毒については、なかなか一筋縄では解決できない問題があった。医療現場は、消毒に始まり消毒に終わる、といえるくらい、何をするにも消毒が当たり前だったからだ。

私としては、「まず消毒を止めてみて、それで何かトラブルが起きたら対処すればいいじゃないか」程度の軽いノリだったのだが、世の中には「何か起きたらどうする」というネガティブ思考の医療関係者が圧倒的に多いのである。これは要するに、道を歩いたら迷うかもしれないから歩かない方が安全だ、という考えだと思うのだが、これは見解の相違だろう。

さらに問題だったのは、同じ頃に医学界に広まってきた「根拠のある医療をしよう」という流れだった。それまでは根拠のない治療をしていたのか、と一般の方からツッコミが入りそうだが、これをＥＢＭ（Evidence-Based Medicine）という。要するに、きちんと統計処理をしている論文を参考にしようという考えである。

その考えの信奉者から「カテーテル刺入部の消毒をしなくても感染が起こらないという論文がなければ、消毒しなくていいということにならない」という反論が出たときには、さすがに困ってしまった。過去の文献を探しても適当なものが見つからないからこそ、自分の頭で考えて消毒を止めていたからだ。

解決の糸口は意外なところにあった。数学者クルト・ゲーデル（一九〇六〜一九七八）の不完全性定理である。「任意の系が与えられた時、その系の内部では証明できない命題が常に存在する」という数理哲学の定理だ。そのような命題については、より高い次元に移り、そこから俯瞰《ふかん》しなければ真偽は判定できないことをゲーデルは証明している。

そうであれば、医学の問題を医学で解決するのはおかしいことになる。では、医学より高次のものとは何か、それは生物学であり物理学であり化学しかない。つまり、化学や生物学の事実をベースにしてそこから演繹《えんえき》的思考を積み重ね、医学の諸問題を解決すればいいのではないか。それなら何も古い文献を引っ張り出す必要もないし、他人のデータに頼らなくとも問題が解決できることになる。そして私は数学の証明をするように医学の問題が証明できる可能性に気が付いたのだ。

この頃から私は医学書も医学論文も読まなくなった。読むなら生物学、微生物学の研究書であり、暇な時間には物理学や化学、数学の本を読むようになった。特に微生物学や生物学の基礎を学ぶことにより、医学にたくさんある「常識の嘘」が手に取るように見えてきた。

だが、このような治療を実際に行うと、どうしても同じ病院内の医師やその地域の開業医の先生方と重大な軋轢《あつれき》が生じることになる。なぜ他の病院で治らない傷が数日で治ってしまったのかと患者に問われたら、それまでの治療法が悪かったから、他の医師が治療法を知らなかったから、としか答えようがないからだ。

これで患者からは納得してもらえるが、収まらないのは他の医師である。当然、一つの病院で長く勤めることが難しくなり、病院を転々とする医師生活になってしまった。

# 第5章　消毒薬とは何か

## 1　消毒薬――家庭常備薬の王

どこの家庭にも、消毒薬の一つや二つは転がっていると思う。救急箱に必ず入っているだろうし、救急箱というほど大げさなものがなくても、傷絆創膏と消毒薬くらいは揃《そろ》えている家庭が多いはずだ。

消毒薬はさまざまある。私くらいの年代だったら、赤チンと聞けばあの赤いカサブタを懐かしく思い出すし、ヨーチン（ヨードチンキ）と聞いて痛かったなぁ、と思い出す人もいるはずだ。他にも、透明の水のような消毒薬（クロルヘキシジン）や、茶色の液体消毒薬（ポピドンヨード）はよく使われているし、それ以外にも、泡の出るオキシドールは昔からポピュラーだし、泡状の消毒薬や粉末状の消毒薬も薬屋さんで手に入る。まさに、家庭常備薬の王様である。

さらにその他に、私たちが気が付かないところでも消毒薬が使われている。例えば、「傷に〇〇」と宣伝している傷用の軟膏の多くには消毒薬が含まれているし、歯磨きや洗口剤にはほとんど必ず入っている。また、黄色の傷治療用ガーゼに含まれるリバノールという色素も、もともとは殺菌剤として使われていたものだ。

要するに、ばい菌を殺す薬剤はそこら中に転がっているのである。

## 2　消毒薬はどうやって細菌を殺しているのか

さてここで、消毒薬はばい菌を殺してくれるから安心、安心、と無邪気に考えてはいけない。消毒薬は「細菌だけ」殺しているわけではないからだ。

ちょいと物騒《ぶっそう》な話だが、人間を殺す手段を考えてみよう。太古の昔からさまざまな方法が考案されてきたが、通常は心臓を動かなくするか、呼吸ができないようにする（もちろん、呪いをかけて殺す、なんて方法も考えられるが、効果は不確実なので通常は採用されない)。生命の維持に最も重要なのが心臓と肺(正確に言えば、脳幹部の呼吸中枢)だから、そこを殺しのターゲットとして狙いを定めるわけだ。

では、細菌を殺すにはどうしたらいいか。彼らは単細胞生物だから、心臓もなければ肺もない。とはいえ、生命活動を維持するために絶対に必要なものを壊せば死ぬはず、というところは細菌も人間と同じだ。

細菌の構造を大雑把にいえば、一番外側に細胞壁という強固な構造物があり、その下に細胞膜という脂質とタンパク質からなる薄い膜があり、その中に遺伝子(DNA)が漂っている細胞質がある(図5-1)。

このうち細胞壁はプロテオグリカンという物質を主成分としていて、人間にはこの細胞壁がないから、細胞壁をターゲットにすれば細菌だけ確実に殺せることになる。細胞壁は、細菌が生きるために必要なATP(アデノシン三リン酸)というエネルギー物質を作るのに必要なのだ。

この「細胞壁合成阻害薬」が、ペニシリンを筆頭とする抗生物質である。現在、さまざまな抗生物質が使われているが、これらは基本的に細菌固有の細胞壁合成を阻害することで細

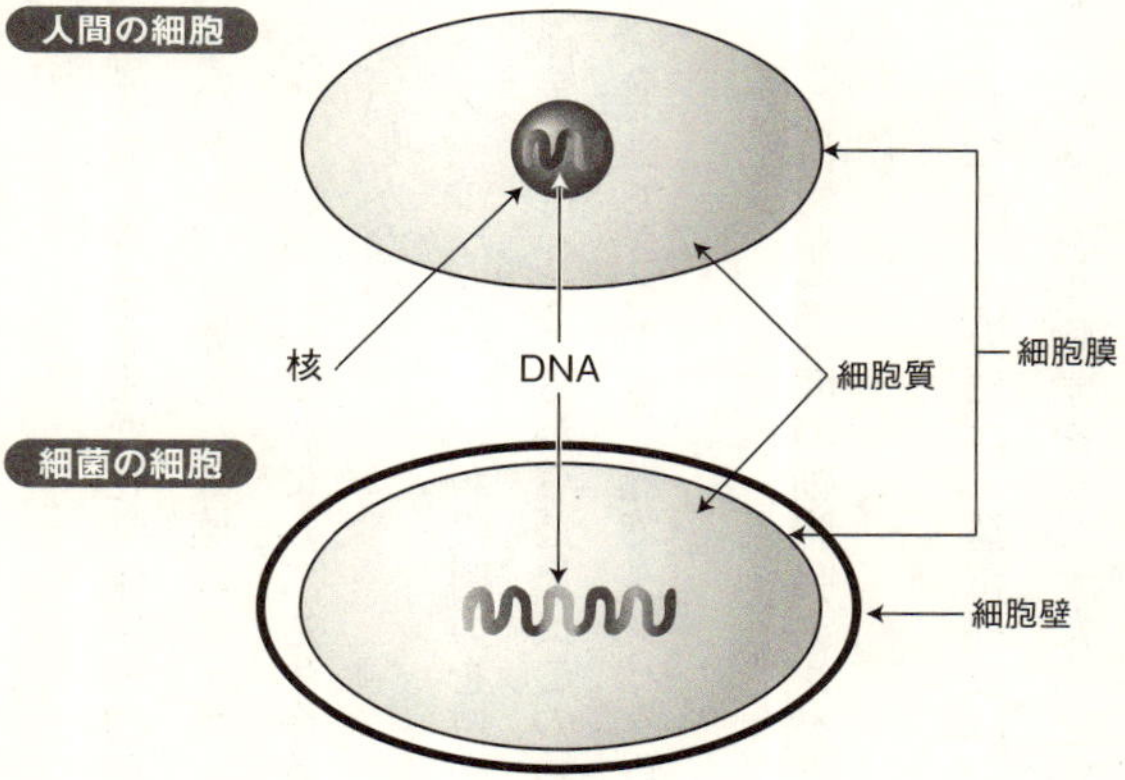


図5-1　人間の細胞と細菌の細胞の構造

菌のみを殺すのだ。人間には細胞壁はないので抗生物質で人間が害を受けることはなく、せいぜい、腸内細菌が死んで下痢をするくらいだ。

では、消毒薬はどうやって細菌を殺しているのか。

消毒薬にはさまざまな種類があるが、どの消毒薬も破壊のターゲットは、タンパク質である。タンパク質といえば生命体の基本物質だから、それを壊してしまえば当然、その生命体は死ぬ。

この、タンパク質を壊す変化は通常、「変性」と呼ばれていて、タンパク質の立体構造を変えてタンパク質本来の機能を失わせることをいう。日常、私たちが一番よく目にするタンパク質の変性は、ゆで卵、煮魚、焼肉だ。これらは卵や肉のタンパク質の、熱による変性だ。

消毒薬も、さまざまな化学作用・物理作用でタンパク質に変性を起こし、その結果、細菌を殺すのだが、具体的な破壊のターゲットは、細胞膜に含まれるタンパク質や酵素というタンパク質である。いずれにしても生命維持には絶対に必要な物質だから、それを壊された細菌は死ぬしかない。

リバノールなどの色素が殺菌力を持つのは、色素がもともとタンパク質に結合して変性させる性質を持っているからだし（この結合能力があるから、色素で絹や木綿を染色できる）、熱湯で消毒できるのも、熱でタンパク質が変性するからだ。

## 3　消毒薬は人間の細胞膜タンパクも破壊する

ここまで読んだ分には、消毒薬でばい菌が死に、めでたしめでたし、と思えるかもしれないが、ちょっと生物学をかじったことがある人なら、首をかしげるはずだ。おいおい、タンパク質って人間の細胞にもあるよね、だったら、消毒薬は人間にはどう作用するんだろう……と。

このツッコミは、消毒薬問題の本質を突いている。実は、消毒薬は人間の細胞膜タンパクも変性し、人間の細胞膜を破壊するのだ。なぜかというと、消毒薬には人間の細胞膜タンパクと細菌の細胞膜タンパクの区別がつかないからだ。というより、人間のタンパク質だろうが細菌のタンパク質だろうが、タンパク質と見るとそれに結合しては破壊しようとするのが消毒薬なのだ。タンパク質と見れば無差別攻撃をかけてくるのである。

これはエイリアンの地球侵略にたとえてみればわかりやすい。エイリアンは、日本人だろうとアメリカ人だろうと中国人だろうとオーストラリア人だろうと、無差別に攻撃してくる。エイリアンには人種の違いはわからないし、区別をつける必要もないから、十把ひとからげに殺すのだ。それと同じわけで、消毒薬は、人間の細胞膜タンパクだろうと細菌の細胞膜タンパクだろうと、区別なく破壊するのだ。

それでは人間の細胞膜タンパクと細菌の細胞膜タンパクでは、消毒薬が攻撃（結合）しやすいのはどちらかといえば、なんとそれは、人間の細胞膜タンパクの方なのだ。なぜなら、消毒薬が細菌の細胞膜タンパクに到達するためには、細胞壁という障壁を通過する必要があるが、人間の細胞には、細胞壁はないからだ。

細胞壁は、脂溶性物質なら通過できるが、水溶性物質は通過できないという性質を持っている。消毒薬のほとんどは水溶性だが、添加物として界面活性剤（水と油の仲を取り持つ物質）が含まれているため、消毒薬は細胞壁を通過してその下の細胞膜タンパクを変性できるのだが、それなら、最初から細胞壁を持たない細胞の方がより素早く確実に細胞膜を破壊できる。したがって、消毒薬は人体細胞はすぐに殺せるのだが、細菌を殺すのには時間がかかるし作用も弱くなるのだ。

しかも血液や膿《うみ》があると、消毒薬はまずこれらと結合する。血液も膿もタンパク質だからだ。このため血液や膿があると消毒薬は殺菌効果を失ってしまうのだ。

一方、消毒薬で死なない人体細胞はない。要するに、細菌は殺せなくても人間の細胞だけは確実に殺せる薬剤、それが消毒薬だ。ちなみにこれは実験的にも証明されているのだ。

誰でも一度や二度、傷をヨーチンやイソジンで消毒されたことがあるだろう。すごく痛かったと思う。なぜ痛かったのだろうか。それは、消毒薬が傷口にむき出しになった細胞膜タンパクを破壊し、細胞を壊し、傷口を深くしたからだ。消毒薬は傷口の破壊薬だから、傷口が破壊されて痛かったのだ。消毒薬による傷の消毒とは、言ってみれば「傷の熱湯消毒」と変わりないのである。

傷に熱湯を注ぐバカはいないと思うが、なぜか、傷口に消毒薬をふりかける医師、ふりかけて欲しいと望む患者はたくさんいる。繰り返すが、私から見れば、傷を消毒薬で消毒して欲しいと願うのは、傷を熱湯消毒して欲しいと言うのと同じだ。消毒薬で消毒されると痛いのは当たり前なのだ。

## 4　消毒薬は人間にとって、安全でも無害でもない

ここまでで、消毒薬が傷口に悪いこと、消毒薬によって傷口が深くなること、消毒薬によって痛みが出ることはご理解いただけたと思う。しかし、消毒薬について調べていくと、消毒薬の効果（害）はそれどころではないことがわかってくる。

皆さんのご家庭には透明な消毒薬（マキロンなど）が救急箱に入っていると思う。これはクロルヘキシジンという薬剤で、病院でも広く使われているが、昔のものはキャップが開けられたため、間違って飲んでしまうという事故があり、急性心筋障害という重症の中毒を起こすことが知られている（総合病院精神医学。一五巻、一五三ページ、二〇〇三）。

さらにこのクロルヘキシジンで怖いのは、傷を消毒した際にアナフィラキシーショックと

いう激烈なアレルギー反応が起き、呼吸停止をきたすことがあるのだ。これも日本国内の報告例（医学論文に発表された例）だけで四〇例を超える。アナフィラキシーといえば、スズメバチに刺されて死亡する際に起きる反応が有名だが、クロルヘキシジンという化学物質でも発生するのだ。この反応の怖いのは、クロルヘキシジンの量と濃度によらず発生するという点で、少量でも呼吸停止を起こす可能性がある。これは家庭用の消毒薬でも例外ではない。しかも、前述したように、市販の歯磨きやうがい薬などにも含まれているため、知らず知らずのうちにこの物質に感作《かんさ》（ある抗原に対しアレルギー反応を起こしうる状態にすること）されている可能性も指摘されている。

ポピドンヨード（イソジンなど）にはクロルヘキシジンほどの激烈なアレルギー反応は少ないとされているが、皮膚に塗ると接触性皮膚炎という症状を起こして皮膚が真っ赤に腫れ上がることが少なくない。こうなると、傷が化膿して皮膚が赤く腫れているのか、消毒薬による接触性皮膚炎で腫れているのかは、治療している医師にも見分けがつかなくなり、泥沼にはまることになる。

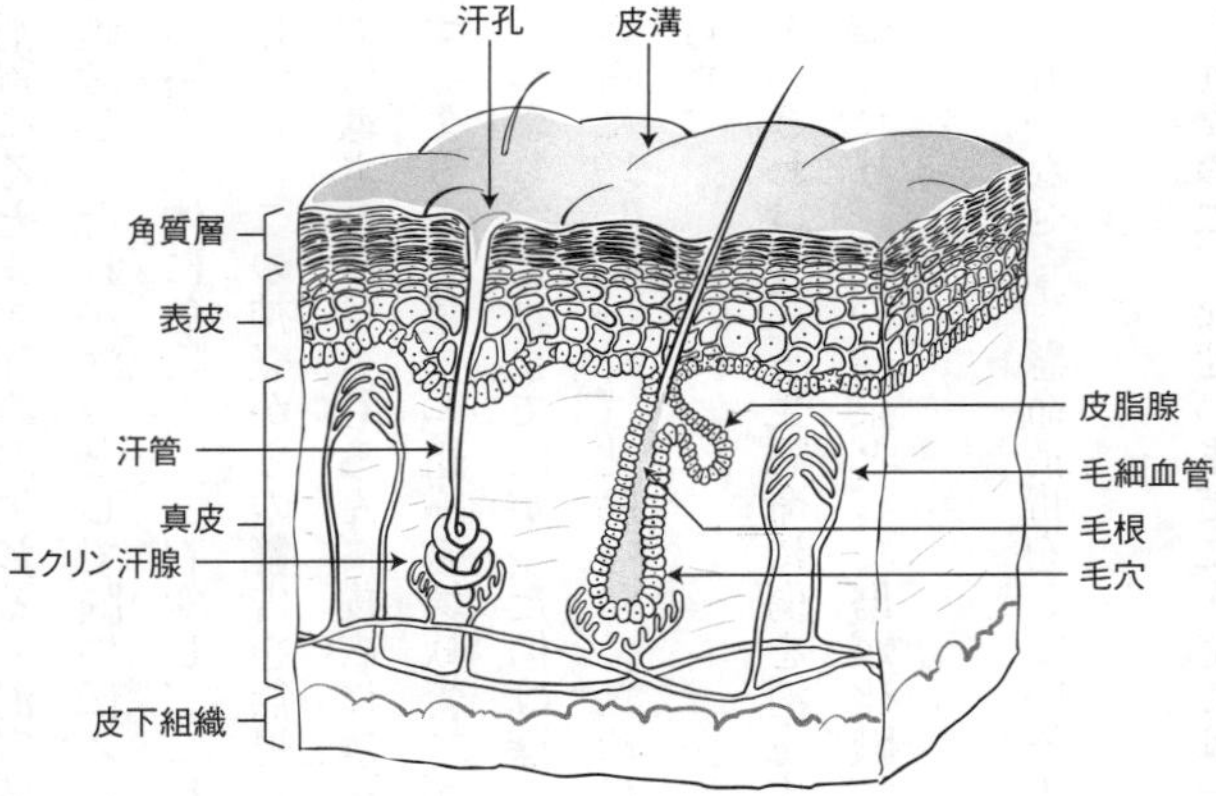


図5-2　皮膚の構造

## 5　消毒すると傷が深くなる

さて、次の問題に入る前に、皮膚の構造について見てみよう（図5－2）。

皮膚は主に表皮と真皮の二つの層からなり、表皮の上には角質という死んだ皮膚細胞が丈夫な鎧《よろい》となり表皮を守っている。死んだ組織（角質）が生きている組織（表皮と真皮）を守っている、という構造をしているわけだ。

転んで擦りむいた場合に、血が出ていないという程度なら角質のみの損傷で、血がにじんでいたら傷は真皮に及んでいる。こういう傷を「化膿したら大変だから」とせっせと消毒するわけである。

消毒するとまず痛みが生じる。消毒薬のタンパク変性作用が、痛み刺激を伝える神経末端に刺激し、それが痛みとして脳に伝えられたためだ。つまり、体は消毒薬による作用を「有害作用！　体に危険！」と判断し、これから逃げないとヤバイと警告を発したのだ。

しかし、この神経からの警告を無視してさらに消毒を続けると、その次は表皮、そして真皮も破壊される。もちろん、皮膚には再生能力があるから多少の攻撃には耐えられるが、後述するような各種の「組織破壊軟膏」が使われたりすると、皮膚の破壊は決定的なものとなる。つまり、それまで浅かった傷は深くなる。そして深くなるにつれ、傷が化膿する危険性もさらに増していく。化膿を防ぐために傷口に配備された各種免疫細胞も消毒薬で殺されるからだ。

というわけで、一生懸命に傷を消毒すればするほど、傷の治癒が遅れ、場合によっては傷が深くなり、その結果として傷が化膿する危険性が高くなることになる。

## 6　なぜ一生懸命消毒をしているのか

それなのに、なぜいまだに病院では一生懸命に消毒をしているのだろうか。

それは、消毒薬について何もわかっていない大昔に消毒という風習が始まって、それが常識として広まってしまったからだ。つまり、喫煙が習慣として広く定着してしまった後に、タバコの健康被害が明らかになったのと同じ構図である。

例えば、ある村で古くから食事の薬味として食用にされてきた植物があったとしよう。この地域ではその薬味をご飯にふりかけて食べたり、味噌汁に入れたり、漬物に入れたり、煮物に使ったりと大活躍で、日常生活になくてはならないものとなっている。確かに、食べたあとに具合が悪くなる人もいたが、それはその薬味のせいではなく、食べ物が傷んでいたのが原因だとされてきた。

もしもその村が周りの村と交流があれば、周りの村ではその薬味を使っておらず、死亡率も自分の村より高くないとわかり、「わが村の特産の薬味は実はヤバくないか？」と疑う人も出てくるだろう。だが、その村は完全に閉鎖されていて、疑うきっかけすらなかったのだ。

そういう村社会で、その植物を研究する人間が現れ、実はその植物には毒性があって健康被害をもたらしているということを明らかにしたとしよう。その地域社会はどう反応するだろうか。おそらく最初は、「この薬味は昔から使っている。悪いわけがない。この薬味あってこそのこの村だ」と反発し非難されるはずだ。食生活とは生活の根幹であり、食べ物を否定されることは文化の否定と同様の意味を持つことがあるのだ。だから村人たちは、その植物が有毒だという指摘の受け入れを拒むのだ。

この村を医学界に、薬味を消毒に置き換えると、消毒薬を取り巻く医学の状況、社会の状況がわかってもらえると思う。要するに、喫煙文化と同様の「消毒文化」がすでに成立していて、いまさら喫煙（消毒）が悪いといわれても「自分たちの文化を否定するのか」という反発が先にたってしまうのだ。消毒しても創感染が防げないこと、消毒しても感染創が治療できないことは科学的に明らかなのに、それを医療関係者がなかなか受け入れられないのは、彼らが消毒文化の住人だからだ。文化が否定されると最初に感情的な反発が生じるのだ。

消毒薬は現代医療の根幹に食い込んでいる。何をするにもまず消毒、何かをした後もやはり消毒、といった具合で、これはまさに消毒文化である。医師も看護師も消毒にどっぷり漬かりきった生活をしていて、医療活動と消毒はまさに切っても切れない関係になっている。だから、消毒はそもそも必要なのかという議論すら生じない。むしろ、消毒を止めろといわれると、不安でしょうがなくなる。イソジン消毒が駄目ならどの消毒薬にしたらいいのか、どの消毒薬なら使っていいのか、としか発想できなくなってしまう。

そして消毒を前提にしているから、消毒する時に発生する痛みは当然だと思うし、消毒薬が傷の治癒を妨害するなんてありえないと考えてしまう。

かくして、二一世紀の医療現場は消毒文化全盛である。そしてこのように、根拠はないのにその時代の誰もが信じていることを「パラダイム」という。パラダイムを取り巻く問題については、後ほど詳しく取り上げようと思う。

# 第6章　人はなぜ傷を消毒し、乾かすようになったのか

## 1　ケガの手当ての歴史——黎明期《れいめいき》から近代まで

六〇〇万年ほど前、現在の中央アフリカのサバンナに一人の猿人が暮らしていた。彼は何か食べ物になりそうなものを見つけて走りだしたが、急いだあまり足を滑らせて脛《すね》を何かにぶつけて切ってしまった。痛いし血が出ている。そこで彼は誰に教わったわけでもなく咄嗟《とっさ》に手でケガをした場所を押さえた。すると不思議なことに手で押さえると血は止まり、痛みも和らいできたではないか。

これが人類史上最初の「手当て」であり、最初の医療行為として現在に伝えられている

……というのは「見てきたような嘘」であるが、このようなことは当然あったはずだ。ケガをすれば痛いし血が出てくる。血が出るのも困るが、何より手っ取り早く痛みを止めたいと思うのは当然である。

これが動物ならどうするか。舌が届く範囲なら傷を舐《な》めるだろう。舌で舐めれば痛みが止まることを本能的に知っているからだ。なぜ舐めると痛みが止まるかといえば、「傷は乾くと痛くなり、空気に触れないようにすると痛みが和らぐ」からだ。

だから原初の猿人も最初は傷を舐めようとしたはずだ。ところが幸か不幸か、ヒトが自分の舌で舐められる範囲は広くない。よほど体が柔らかくなければ自分の足の指を舐めることさえ難しい。しかし、手なら自分の体のどこにでも届く。このような理由から、人類では傷の「手当て」が始まったのだろう。

手当ては非常に有効な治療法だが、困ったことがある。足の傷を押さえたままでは走れないことだ。しかしうずくまったままでは自分が猛獣の餌になってしまう。だから手の代用品が必要になる。

そこでそこらに生えている葉っぱや木の葉をむしりとって傷に当ててみる。ツルか何かで縛れば手で押さえなくていいことに気がつく。これが最初のドレッシング材（創傷の被覆材料）であり、包帯の誕生だ。要するに「手当てに使う手の代用品」である。

そのうち、傷に貼ると血が止まる葉っぱや、痛みを抑える葉っぱ、あるいは傷が早く治る葉っぱが見つかる。最初の傷の治療薬だ。

やがてヒトは、植物以外のものでも傷の治療に効果があるものがあるのではないかと考えるようになり、色々なものが試されるようになる。記録に残っているもので一番古いのが、紀元前二五世紀のハチミツと樹脂であり、紀元前一七世紀のエジプトではカエルの皮膚が使われ、古代メソポタミアでは粘土を利用したことが書き記されている。

紀元前八世紀のギリシャ時代にはぶどう酒と緑青《ろくしょう》（銅の錆）、羊毛、油脂の混合液が使われ、以後、ハーブ、動物や鳥の糞《ふん》、泥、鉱物、クモの巣、沸騰《ふっとう》した油など、ありとあらゆるものが治療に使われるようになる。紀元二世紀の「医学の祖」ガレノス（ＡＤ一三〇頃～二〇〇頃）がそれらの治療を集大成した膨大な医学書を書き、以降、実に一六世紀まで、そこに書かれている方法が行われていた。

もちろん、今日的な目から見ればとんでもない治療ばかりだが、藁《わら》にもすがる思いの患者からすれば、多少でも効果があればありがたいものだったのである。

こうして一六世紀までは「銃で撃たれた傷は沸騰した油を注いで治療する」という拷問《ごうもん》の

ような治療が普通だったのだが、それに異を唱えたのがアンブロワーズ・パレ（一五一〇〜一五九〇）だった。彼は沸騰した油でなく、卵白とバラの油とテレピン油（松の木の油）の混合物で銃創を覆うと痛みがなくなり、炎症を生じないことを発見している。まさに本書で説明している「湿潤治療」と同じ原理なのだが、その治療は受け継がれなかったようだ。

この時代にはもちろん、傷が赤くなって腫れ、やがて膿が出る現象は「化膿」と呼ばれていて、皆が知っている症状だった。しかし、現象としてはわかっているのだが、肝腎の原因がわからない。しかも、「赤くなって腫れる」状態は色々な場合に起こり、それが「化膿」と同じなのかどうかもわかっていないので、治療のしようがないのだ。これは、「腹痛」といっても十二指腸穿孔《せんこう》による腹膜炎の腹痛と腎臓結石による痛みでは治療法が全く異なっているのに、その区別が付かないようなものだ。

当時の「傷の治療」はこのような状況であり、誰もが原因を知らずに治療法を模索していたのだ。まさに暗黒時代だった。

## 2　二人の戦士――ゼンメルワイスとリスター

そして一九世紀半ば、暗黒は一挙に吹き飛ばされ、まばゆいばかりの科学の光が差し込む。その立役者はイグナーツ・ゼンメルワイス（一八一八～一八六五）とジョセフ・リスター（一八二七～一九一二）だったが、二人の人生は明暗がくっきりと分かれる。ゼンメルワイスは医学界から追放されて失意のうちに生涯を閉じたが、リスターは英雄として賞賛に包まれたまま人生を終える。

前者、ゼンメルワイスが立ち向かったのは産褥熱《さんじょくねつ》、つまり出産後の母親を襲《おそ》う正体不明の熱病であった。当時は、病院で出産した母親の一割から三割、病院によっては半数に産褥熱が発症して死亡していたというから尋常ではない。まさに出産は命がけだった。

もちろん、当時の医師たちはその状況に手をこまねいていたわけではなく、懸命に原因を探り、さまざまな対策をとっていた。しかしその努力をあざ笑うかのように、産褥熱は発生し続けた。それに単身立ち向かったのがゼンメルワイスだった。

彼は鋭い観察眼と豊かな想像力、並外れた分析力、そしてたゆまぬ努力を武器に、たった一人で産褥熱という巨大な闇に挑む。そして、産褥熱の病態が、手術の後に起こる創傷熱という熱病と酷似していること、さらに、産婆さんが取り上げたお産では産褥熱の発生が少ないことに気付いたことから、医師の手に「目に見えない何か」が付着し、患者から患者へと次々に産褥熱が伝播《でんぱ》しているのではないかと疑うようになる。

しかしそれは恐ろしい考えだった。なぜなら、これが正しければ医師自身が殺人者だったことになるからだ。

当時は手術にしろ病理解剖にしろ、素手《すで》で行うのが常識で、医師には手を洗う習慣すらなかった。手にべっとりとほかの患者の膿をつけたままお産に立ち会っていたのだから、出産でできた傷が化膿するのは当たり前である。しかし当時は膿はあまりにありふれていて、病院中が膿だらけだったため、誰もそれを気にとめなかったし、まさかそれが産褥熱の原因だなどとは思いもしなかったのだ。

ちなみに、産婆さんは病理解剖をすることはなかったため、彼女たちが介助したお産の後には産褥熱の発生は少なかったのだ。

ゼンメルワイスが考え付いた対策とは、解剖を終えた後に石鹸で手を洗い、出産に立ち会う前にも手を洗うという、今なら当たり前の方法だった。その後彼は、石鹸では取れない臭いがあることを気にして塩素水で洗う方法に変更し、さらに爪も短く切って爪の下をブラッシングするようにした。

たったこれだけで、あれほど産科病棟で猖獗《しょうけつ》を極めた産褥熱発生率は数％に減少する。その後、たまに発生する産褥熱に対しても、その都度、「目に見えない何か」がどこから運ばれたのかを突き止めて対策を取り、ついに彼の病棟で産褥熱は根絶したのだった。

ゼンメルワイスは学会でこの成果を発表したが、学会も医学界も激しく反発した。「そんな方法で産褥熱が撲滅《ぼくめつ》されるわけがない」、「手を洗うなんて面倒だ」、「医師は手を洗わないのがしきたりだ」という反発だった。彼は大学を追い出され、産科学会から無視され、失意のうちに発狂し生涯を終える。享年四七。

開拓者が世に受け入れられないことはままあることだが、なぜこれほどまでにゼンメルワイスは学会から反発されたのだろうか。原因として思いつくのは次の三つだ。

①彼の説を受け入れたら、産褥熱の原因は医師であるということを認めることになり、医師と患者の関係が崩壊するから。
②当時の病理学の権威の提唱する学説を否定する内容だったから。
③彼が言う「目に見えない何か」が本当に実在するものかどうかの証明がないから。

純粋に科学的な立場に立てば③、個人の医師の心情に立ち入れば①が理由のように思えるが、実は学会挙げての猛反発の原因は②だったのだ。要するに、自説を否定されそうになった医学界の大御所たちが、自分たちの権威（＝学説）を守るために、手を洗うだけで産褥熱が撲滅できたという「事実」を押し潰したのだ。

もしもゼンメルワイスが手を洗い始めるのがあと二〇年遅ければ、事態は全く異なった方向に進んだはずだ。ゼンメルワイスとリスターの明暗を分けたのはルイ・パスツール（一八二二〜一八九五）が一八六三年に発表した研究論文『腐敗の研究』だった。

この年、ゼンメルワイスはすでに精神の病に苦しめられていて、パスツールの研究については知る由《よし》もなかった。そして、リスターはこの年から本格的な研究に着手し、彼の傍《かたわ》らには常にパスツールの論文が置かれていた。

イギリスの片田舎の外科開業医であるリスターは、独自に術後の傷の化膿について研究していた。当時はちょっとしたケガから敗血症を起こして死に至るのが珍しくない時代であり、手術そのものは成功したのに術後に感染を起こして死亡する患者も多かった。もちろん、さまざまな医師や研究者が、創感染や術後敗血症を減らすために色々な方法を考案していたが、そのどれでも発症は防げなかった。

創感染を何とかできないかと考えていたリスターは、ある日、パスツールの論文を手にする。そこには、微生物が腐敗という現象を起こしていることを明瞭に証明する実験結果が記載されていた。それを読んだリスターの脳裏に、腐敗と化膿は同じ現象ではないかという考えが閃《ひらめ》く。もしもそれが正しいのであれば、傷口からの微生物の侵入を防ぐことができれば傷は化膿しないはずだ。

問題はその手段だ。フラスコ内の肉汁《にくじゅう》なら、煮沸《しゃふつ》することで微生物を殺せるが、まさか傷口を煮沸するわけにはいかない。

そこに、もう一つの偶然が味方する。下水場の悪臭が石炭酸（＝フェノール：石炭を原料としてコールタールを作る過程で得られる副産物の液体）で消えたというコラムが新聞に掲載され、たまたま彼はそれを目にしたのだ。ドブの臭いと傷の膿の臭いは似ているではないか。

石炭酸でドブの臭いが消えるなら膿もそうなるのではないか、と考えた彼は、傷口を石炭酸で洗い、石炭酸に浸《ひた》した布で覆う方法を思いつき、患者の傷に試してみたのだ。すると、傷口は化膿することもなく、自然にふさがったではないか。しかもそれは最初の一例だけでなく、ほとんどの症例で傷は化膿しなくなった。

リスターはその驚くべき成果を学会で発表する。しかし学会はその発表を否定し、成果を無視しようとした。ゼンメルワイスを死に追いやったのと同じ反発である。リスターの方法は彼の信奉者の間では徐々に広まっていったが、学会の重鎮《じゅうちん》たち、そして大半の医師たちはリスターを無視し続けた。

この状況を打破したのがロベルト・コッホ（一八四三〜一九一〇）だった。ここでも歴史はリスターに味方する。コッホは球形の細菌（球菌）を発見し、それが傷を化膿させていることを徹底的に反復実験し厳密に証明したのだ。彼は細菌の染色法を研究して細菌を目で見て区別できるようにし、さらにカメラという最新ハイテクでそれを記録し、それにより細菌は誰の目にも見えるものとなった。ゼンメルワイスもリスターも、戦っている相手の正体を知らなかったが、コッホはついに敵の正体を明らかにしたのだ。姿の見えないターミネーターは、ようやく白日の下に姿を晒《さら》したのだった。

そしてついに、リスターの考えは勝利を収める。以後、消毒法、滅菌法、滅菌物の使用による感染予防は医学の常識となり、石炭酸は世界中の医療現場に必須のものとなった。リスターの考えは「リスター主義」と呼ばれ、医学界を征服する。かつてゼンメルワイスを葬り去った医学界は、リスターを人類の救世主として歓呼で讃《たた》えた。

## 3　なぜ「消毒して乾燥させる治療」が主流になったのか

当初リスターは、傷を石炭酸に浸したリント布という綿布で覆っていたが、やがて次の二つの条件を満たす物で傷を覆うべきだと考えるようになった。

①創面への細菌侵入を防ぐもの。
②乾燥状態を維持して細菌の増殖を防ぐもの。

②の考えもコッホの研究から導き出された。彼は細菌の研究の過程で、乾燥状態になると細菌は増殖しなくなることを発見したのだ。だとすると、仮に細菌が傷口に侵入したとしても、傷口がカラカラに乾燥していれば増えないことになる。いくら病原菌といっても、増殖しなければ傷の化膿を起こせないはずだ。

そこでリスターたちは、傷を乾かすのに効果的なものを探して、脱脂綿や綿布などの材料で傷を覆うようになった。一方、一九世紀後半以降、武器の発達により戦争負傷者が増加の一途をたどるようになり、彼らの傷の治療のためにも大量生産できる治療材料が求められるようになる。そうして生み出されたものが、今日のガーゼの原型となったとされる。

さて、こうして広まったのが、「傷の化膿を防ぐためには犯人である細菌の侵入を防ぎ、侵入した細菌は消毒薬で殺すか乾燥状態にして増えないようにする」という考えであり、治療のターゲットは「人類の敵である病原菌」となった。この「病原菌（細菌）は人類の敵」という考えは、後に説明するようにパスツールの信念でもあった。そして不幸にして、このパスツールの信念が、その後の医学の方向性を捻《ね》じ曲げてゆくのである。

確かに、病原菌のことだけを考えるのであれば、この方針は正しいことになる。当時は傷が治る過程のこともわかっていなければ、傷口に消毒薬がどう作用するのかも十分にはわかっていなかった。とりあえずわかっているのは、細菌が傷に入ると化膿するということだけだったから、「消毒して乾燥させる」という方法はその時点では正解だったといえる。

このリスターの成功があまりに華々しかったため、その治療原理に疑問を持つことはタブーになったのだろう。だから、消毒薬や乾燥による痛みは、治療につきものの痛み、治療になくてはならない痛みになってしまい、それを気にする医師は一人もいなくなった。消毒すると痛いが、敗血症で死ぬのに比べたら屁《へ》でもないし、むしろ、それぐらいで敗血症が防げるなら、消毒の痛み、乾燥の痛みはむしろ歓迎すべき痛みとなった。

## 4　実は消毒薬の問題は古くからわかっていた

しかし当時から、消毒薬は人体に障害性を持つことが指摘されていた。手や腕の消毒を繰り返すと、次第に皮膚が荒れてきて湿疹だらけになったからだ。

一方、細菌学者は人間の皮膚にも細菌がいることを発見したが、この細菌も傷を化膿させる原因だろうと考えたため、手術前に外科医は手を消毒薬をつけたブラシでゴシゴシと洗うことが義務となった。

しかし、手をいくら洗っても手の細菌はなかなか消えないし、いっときいなくなったように見えても、時間がたつとまた皮膚の上の細菌は復活していることが明らかになった。毛穴の奥までこの細菌がいるため、表面の細菌をいくら除去しても根絶できなかったのだ。

そして同時に、リスターが使っている石炭酸の濃度では細菌が死滅しないことも明らかにされた。外科医たちはより強力な殺菌力を持つ消毒薬を求め、昇汞《しょうこう》（＝塩化第二水銀）という物質を発見する。

これで問題は解決したかと思われたが、こんどは昇汞で手を洗うと石炭酸よりひどい皮膚炎が起き、湿疹から潰瘍を生じてしまった。昇汞の使用を止めると皮膚炎は改善するが、外科医である限り昇汞で手を洗うことは止められない、というジレンマにぶつかってしまったのだ。

おまけに、昇汞で荒れた皮膚には球形の細菌が増え、それはあの創傷熱・産褥熱を起こす細菌だった。つまり、感染を減らすために手を洗っているのに、消毒薬は手を荒らし、荒れた手には化膿を起こす細菌が増えたのだ。番犬代わりにトラを飼ったら泥棒は入ってこなくなったが、家族も食い殺されてしまい、無人となった家に悠々と泥棒が入ってきたようなものだ。

消毒薬に関する問題の全てがここに象徴されている。器具や機械を消毒薬で消毒している分には何の問題も生じないのだが、皮膚や傷に消毒薬を使い始めると必ずトラブルが起こるのだ。なぜかというと、前に説明したように消毒薬はタンパク質の変性剤であり、人間に無害な消毒薬というのは理論上ありえないからだ。

## 5　それでも消毒薬は必要とされた

それなのになぜ、医師は消毒薬に固執したのだろうか。石炭酸で皮膚が荒れるとわかったのに、なぜそれより強烈な昇汞を選んだのだろうか。

その理由は、医師にとっても患者にとっても、石炭酸はようやく手に入れた待望の特効薬だったからだろう。一度手に入れた特効薬を手放したくないという心理が働き、医学界も患者もこの特効薬に固執したのだろう。そして、きっとどこかに、石炭酸より殺菌力が強く人間に無害な消毒薬があるはずだと、探し回ったのだろう。

また患者にとっても、石炭酸のいかにも「化学むき出し」といった感じのする臭い（ひと昔前の「病院の臭い」はこの石炭酸の臭いである）は、新時代の治療を象徴するものに感じられ、その臭いに「最新治療を受けている」という安心感を覚えたのだろう。さらに「良薬口に苦《にが》し」的な発想から、「手が荒れるのはばい菌が死んでいる証拠」と考え、皮膚の湿疹や潰瘍をも受け入れたのではないだろうか。

こうなってしまうと、次のような発想が入り込む余地はなくなる。

①そもそも、消毒薬でなければばい菌は除去できないのか。
②そもそも、殺菌力が弱い石炭酸で洗っただけで感染が激減したのはなぜなのか。
③傷口のばい菌は水洗いだけで除去できないのか。

ちなみに、前述の「殺菌力の弱い消毒薬だと手荒れはしないが細菌も死なない、殺菌力の強い消毒薬だと細菌は死ぬが手荒れもひどくなる」という問題を解決したのは、一九世紀末の天才外科医、ハルステッド（一八五二～一九二二）だった。

彼の解決策は単純明快、「素手を消毒するのには限界がある。手袋をはめてそれを消毒するか、消毒してある手袋をはめればいい」というものだ。今からすれば当たり前のことだが、手術は素手でするものというのが常識の時代では、コロンブスの卵だったのである。

## 6　パスツールの亡霊が医学界をさまよう

パスツールは偉大な学者だった。彼はさまざまな病気が病原菌によって起きていること、発酵や腐敗が細菌によって起こることを明らかにし、それを証明するための実験原理を確立した。細菌学という学問をゼロから作って完成させたのだから、まさに恐るべき天才である。

反面、彼は偏狭《へんきょう》で偏った政治思想を持っている人間だった。実際、二度ほど国会議員選挙に立候補したほどの政治的人間であった（ちなみに二度とも落選したらしい）。実は彼は、労働者をまともな人間とは見ておらず、労働者階級が権利を主張するから社会が混乱しているのだ、と考えていた。

彼のこのような政治思想が政治にだけに向けられていたのなら問題はないが、実は彼が作り上げた細菌学の基本的な考え方にもこの政治思想が組み込まれていたのである。パスツールは「労働者と細菌は同じ」と考えていたのだ。

最初に発見された細菌は棒状の形態をしていたため、その発見者はギリシャ語の「棒」という意味の"bakterion"の縮小形"bakterion"（小さい棒）からバクテリアと名づけた。しかしパスツールは彼自身の政治心情を元にして、その「小さい棒」に「病原菌」と振り仮名を振ったのだ。パスツールは全ての病気は細菌が起こしていると固く信じていたからだ。

この信念はパスツールにとって、キリスト教信徒がイエスに捧げる信仰と同じくらい絶対的なものだったらしい。パスツールにとって細菌とは撲滅すべきものであり、細菌を絶滅させれば人類は病気から解放されると本気で信じていた。そしてそれ以降、彼の弟子たちを通じて、「細菌＝病原菌＝人間の敵」という認識が広まってしまったのである。

もちろん、当時の医師もバカではない。全ての病気が細菌で起こるという考えはおかしい、栄養不良や劣悪な生活環境といった要因で起きている病気もあるはずだ、と主張する医師もいたが、パスツールとその後継者たちは、このような考えを徹底的に糾弾《きゅうだん》した。パスツールの信奉者・弟子たちは、パスツールが作り上げた理論体系を純粋に科学的なものと信じていたのだが、そこにはパスツール自身の個人心情というバイアスがかかって組み立てられていたのだ。だが、弟子たちにはそのカラクリがわからなかった。

そして恐ろしいことに、このパスツールの思想は医学には無批判に受け継がれ、感染対策の根底に置かれてしまったのだ。その結果、「人類の敵である細菌」を殺すために、莫大な量の消毒薬が傷口に注ぎ込まれることになった。「消毒で細菌を殺す」ことと「感染を抑える」ことがイコールになってしまったのだ。そしてこの考えは、二一世紀の「最新の感染対策」でも盲信されているのである。

一方で、本家の細菌学は二〇世紀初頭に大きく路線変更した。後で詳しく説明するが、腸管内や皮膚に常在菌が発見され、それらと人間は持ちつ持たれつの関係で助け合っていることがわかったからだ。そして人間だけでなく、細菌と細菌以外の生物は基本的に共生関係を持っていることも明らかになった。

要するに、細菌は「排除すべき敵」から「共存しなければ生きていけない相棒」への大転換である。細菌は敵であり味方でもあったのだ。

だが不幸にして、このような生物学の知見は医学には伝えられなかった。そのため、パスツールの誤謬《こびゅう》は正されることなく、細菌を殺すことが善だという考えが生き残ってしまった。パスツールという先駆者があまりに偉大すぎて神格化されたために起きた悲劇である。

医学は科学の一分野であるが、そこかしこにこのような「非科学的考え」が残っているし、生物学界ではすでに撲滅された「パスツールの亡霊」が医学界ではいまだに健在だ。

# 第7章　「化膿する」とはどういうことか

## 1　傷の化膿をめぐる医療現場の混乱

前の章で傷の治療の歴史的変遷《へんせん》を説明してきたが、それはすなわち「傷の化膿をどうしたら防げるのか」という歴史でもあった。そして現在においても、傷の治療で起こる最大のトラブルは「傷の化膿」なのである。この章ではこの「傷の化膿」という現象について、再検討してみようと思う。

傷が化膿する、というのは日常的によくあることだが、どういう状態を本当の化膿というのか、化膿した傷はどうやったら治るのか、ということについて、実は医療現場はかなり混乱している。実際、とんでもない勘違いをしていて、おかしな治療をしている医師が少なくないのである。

傷の化膿をめぐって何が混乱しているのかというと、次のようなものが挙げられる。

○傷が化膿しているという判断
○なぜその傷が化膿したのかという説明
○化膿した傷の治療法

何のことはない、あらゆることが混乱しているのだ。しかも日本だけでなく世界中の医療現場で混乱しているのだ。これが二一世紀初頭の医学界の一面である。

## 2　傷の化膿とはどういう症状か

傷の化膿とは、医学的に言えば「細菌感染によって傷が炎症を起こしている状態」である。しかしこれでは医師以外の人間には何がなんだかわからないだろう。色々細かいことを言わなければ、次の定義が最も現実的だ。

「膿がたまっているか膿が出ていて、傷のまわりが赤く腫れて痛い」

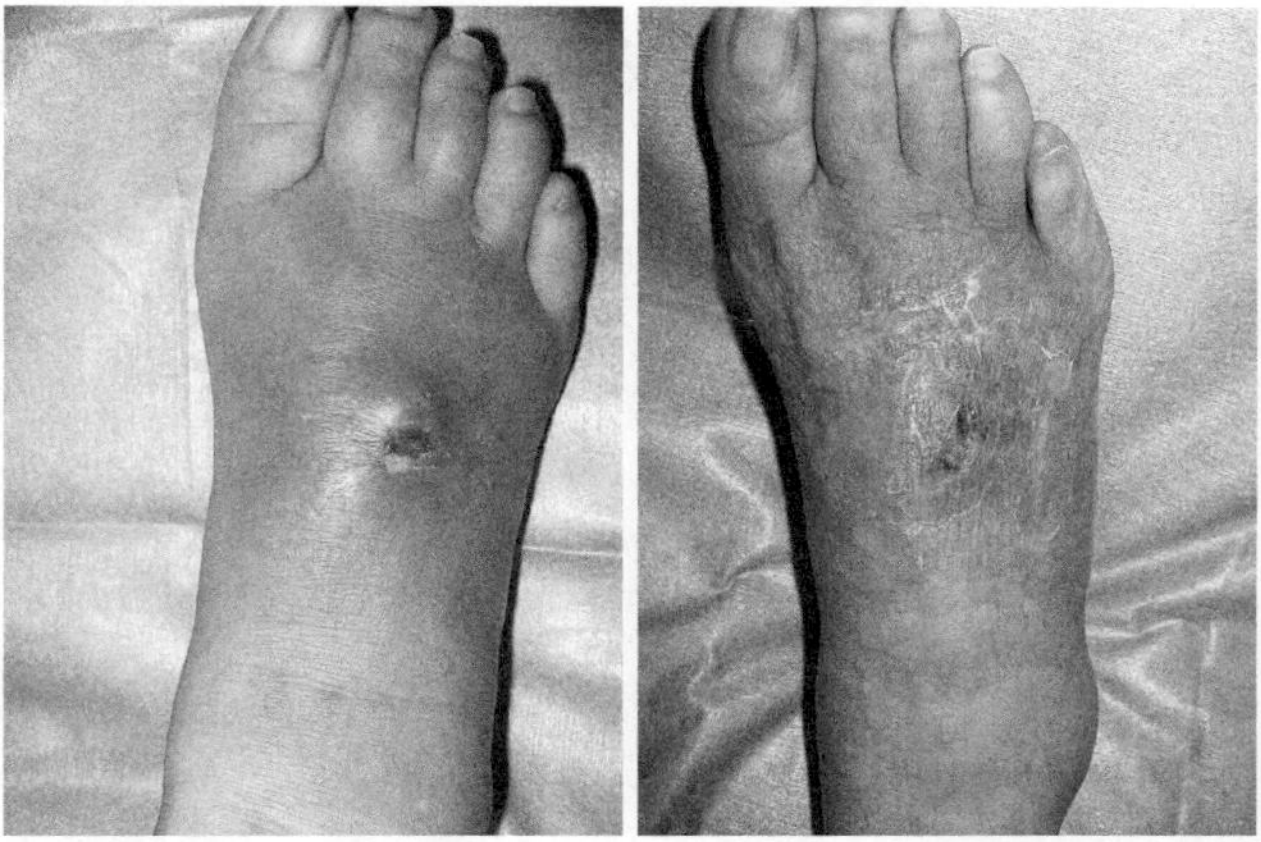

1週間前に右足背に重い物を落とした70代女性。腫れてはいたが痛みはなかったため放置していたが、突然痛みが出てきたため、当科を受診。受診時（写真左）は発赤と腫脹が強くあった。局所麻酔下に切開すると、大量の血腫が溜まっていた。それを除去したところ、翌日には痛みはなくなった。写真右は切開から1週間後。

この状態が「傷の化膿」、つまり「細菌によって傷に炎症が起きている」状態だ。

ちなみに「膿」とは、黄色や白の特有の臭気のあるドロドロした液体であり、痛みや腫れ（腫脹《しゅちょう》）のことを「炎症症状」と呼んでいる。

さきほどの定義を逆に言えば、膿が出ているだけで痛くなければそれは化膿ではないし、傷が赤く腫れて痛みがあっても膿が出ていなければそれも化膿ではない。さらに突き詰めれば、痛いか痛くないかが重要で、赤く腫れているかどうかはあまり重要ではない。このあたりの関係をまとめると次のようになる。

①膿があって傷が赤く腫れて痛い↓化膿の最盛期
②膿があって傷は赤く腫れているが、痛みはない↓化膿が治りつつある状態
③膿はあるが、腫れてもいなければ痛くもない↓化膿とは無関係の別の状態

ちなみに二ページ前に「色々細かいことを言わなければ」とただし書きを書いたが、細菌感染の中には発赤も痛みもなく、ただ潰瘍が広がっていく感染症がある。「非定型抗酸菌症」という結核菌の仲間が起こす特殊な感染である。とはいっても、年がら年じゅう傷ばかり見ている医師でも、数年に一人出くわすかどうかという珍しいものであり、とりあえずは無視していいと思う。第一、医師でも知っている人は少ないわけだし……。

ここでさきほどの①、②、③の各項目をもう一度読み返して欲しい。「膿」とは書いてあるが「細菌」とは書いていないことに気付かれただろうか。

実は「傷から細菌が検出されること」と「傷の化膿」は同じではないのである。

3　傷口に細菌がいても化膿しているわけではない

つまり、細菌の存在と傷の化膿は同じではないし、両者は本来切り離して考えるべきなの

だ、ということだ。いくら大量の細菌がいようと、痛みも腫れもなければそれは炎症を起こしていないし、炎症がないということは化膿していないということなのだ。

ところが医師の多くは「炎症の症状（痛みや腫れ）」よりも「細菌の存在」に目を奪われ、「細菌がいる→異常だ→化膿している！」と大騒ぎしてしまう。痛みなどの症状がなければ細菌なんて気にしなければいいのに、細菌と聞くと医師は平常心ではいられなくなるのだ。どうやら「パスツールの亡霊」にとり憑《つ》かれているらしい。

後で説明するように、傷口に細菌がいるのは自然現象であり、異常事態ではない。それどころか、傷をずっと無菌に保つことは原理的に不可能なのだ。だから、傷口に細菌がいるかどうかを問題にする時点でそもそも間違っていることになる。

問題にすべきは痛みや腫れという炎症症状があるかどうかだけなのだ。傷口にいくら細菌がいても痛みがないのであれば、その細菌は人間に悪影響を与えていないわけで、人間と細菌はバランスが取れた関係を維持していることを示す。バランスが取れているのだからわざわざそのバランスを崩すのは意味がない。

しかし、痛みなどの症状があるのであれば、それは異常事態であり、バランスが崩れているというサインだ。その時はバランスを崩している原因を探り、元のバランスが取れた状況に戻してやればいいのだ。

## 4　傷口に細菌が入れば化膿するわけでもない

私たちは幼い頃から、「傷から細菌が入ると化膿する」と繰り返し教えられてきたと思う。これは本当なのだろうか。

実は、細菌が傷口にいても化膿しているわけでない。

一番わかりやすいのは切れ痔《じ》の傷だ。本書をお読みの方にも「痔主《じぬし》」がいらっしゃると思うが、切れ痔の傷が化膿した方がいるだろうか。おそらく一人もいないと思う。

だが冷静に考えてみると、この切れ痔の傷の表面を、常に大便が通過しているはずだ。大便は細菌の塊だ。その中には、しばしば傷の化膿の原因になる緑膿菌《りょくのうきん》という細菌が大量に含まれている。というか、大便よりも細菌数の多い物質（?）は日常生活で滅多にお目にかからないはずだ。

そのようなものが切れ痔の傷には四六時中付着しているのだ。もしも「傷口に細菌がいれば化膿する」のであれば、切れ痔の人は傷が必ず化膿して敗血症にならないとおかしいはずだ。ところが現実はそうではないのである。

同様に、口の中のヤケドでも傷は化膿しない。口の中は細菌だらけであることは皆様ご存知の通りだ。当然、口腔内のヤケドの傷表面も細菌だらけのはずだが、そこから傷が化膿することは全くと言っていいほど起こらないのである。

これらの事実を説明するには、「傷口に細菌がいても化膿しない」ことを認めるしかない。

実は「傷に細菌が付いただけでは傷は化膿しない」ことは、かなり以前から動物実験でも確かめられているのである。傷を化膿させる細菌の代表といえば黄色ブドウ球菌だが、動物の皮膚の一部を剥ぎ取って傷を作り、そこにこの細菌を塗りつけても傷は化膿しなかったのだ。これは多くの研究者が繰り返し実験して確認している事実なのである。

だが、現実に傷は化膿している。この矛盾はどう考えたらいいのか。

実は、傷の化膿にとって、細菌の存在は必要条件だが十分条件ではなかったのである。細菌だけでは傷は化膿しないのだ。傷が化膿するためには、もう一つの条件が必要なのだ。それが、「細菌が増殖できる場」の存在だ。いかに細菌といえども、増殖できる場がなければ傷を化膿させることはできないのである。

## 5 傷が化膿するメカニズム

細菌は、人間が生きていけない苛酷な環境でもやすやすと生きていける生物である。

例えば、人間にとっては致死性の硫化水素の中で生きている細菌もいれば、地下五〇〇〇メートルの岩石中を生活の場としている細菌もいる。要するに、水分とわずかな栄養物さえあれば、南極の氷の中でも生活の場にするのが細菌という生物である。

しかし、さすがの細菌でも、水と栄養分がなければ繁殖できない。いかに細菌といえども、最低限、水がなければ生きてはいけないのだ。前の章で「細菌は乾燥状態では増殖できない」と説明したが、理由はここにある。

そしてまた、人間の身体の方も、傷口から入った細菌を見逃すほど甘くはない。免疫細胞が常に監視してよそ者が入り込まないように目を光らせており、入った侵入者は直ちに排除されるからだ。つまり、傷口や傷の中では滅多なことで細菌が増えることはない。

逆に言えば、このような人間側の監視の目をかいくぐり、監視の目がなくて、しかも水と栄養がある場所にたどり着かない限り、傷口から入った細菌が増えることはないし、化膿させることもできないことになる。そんな都合のよい場所があるのだろうか。

実はあるのだ。血腫（創内に出血した血液が吸収されずに残った血の塊）や、縫合糸（特に絹糸）や、手術で体内に残した人工物などがそれだ。

例えば絹糸だが、これは細い繊維がより合わさって一本の糸になっていて、繊維と繊維の間に隙間《すきま》がある。この絹糸で血管を縛《しば》ったりするわけだが、その際、血液が糸の中に毛細管現象で染み込むのだ。

この絹糸の隙間に細菌が入り込んだらどうなるだろうか。なんと、普段なら細菌を飲み込んで殺してしまう貪食《どんしょく》細胞（マクロファージなど）は、サイズが大き過ぎて繊維の隙間に入れないのだ。したがってここでなら細菌は安穏《あんのん》と増えることができる。しかも周囲は血液、つまり「タンパク質を豊富に含んだ水分」だ。細菌さん、どうぞ増えてください、と、食料貯蔵庫つきの別荘を貸し出しているようなものである。かくして絹糸の周りは炎症を起こし、化膿してくる。

このようにして起きた化膿のことを縫合糸膿瘍《ほうごうしのうよう》と呼んでいる。ここまでの説明でおわかりの通り、この縫合糸膿瘍は消毒しようが抗生物質を飲もうが治らない。細菌が縫合糸内部というシェルターに隠れて守られているからだ。

治療法はただ一つ、縫合糸を取ることである。つまり、細菌をシェルターごと除去してしまうのだ。すると縫合糸膿瘍はあっけなく治ってしまう。

もう一方の血腫の方も、縫合糸と同様、細菌にとってはシェルターになっている。血腫はもともとは自分の血液であるが、血腫内部には免疫細胞は移動できないし、万一、人間が抗生物質を点滴しても、抗生物質は血管を介して運ばれるため、血管と交通のない血腫内部にまでは届かない。つまり細菌にとっては栄養いっぱいの天国のような環境、エデンの園なのである。この絹糸や血腫のような「細菌の隠れ家」を感染源という。

つまり、体の中に液体が溜まっている場所があれば、そこは細菌の繁殖に絶好の場となるのだ。ここで重要な条件となるのが、液体が「溜まっていて澱《よど》んでいる」ことだ。流れる川の水は腐らないが澱んだドブは腐るように、細菌は流れる水の中では増殖しにくく、活発に増殖できるのは静止している水の中である。

また、血液でなくリンパ液が溜まっても、感染源となる。要するに栄養分を含む水が溜まっていさえすればいいのだ。

さきほど、切れ痔は化膿しないと書いたが、なぜ化膿しないのかというと、切れ痔には感染源となる「溜まって澱んだ液体」がないからだ。逆に、同じ痔でも痔瘻《じろう》（痔が自潰《じかい》して管状になったもの）が化膿することがあるのは、痔瘻は閉鎖トンネルなので、液体が溜まって細菌増殖の場となるからだ。

また、動物や人間に咬《か》まれた傷が化膿しやすいのも、歯（牙）でできた傷が閉鎖トンネルになって、その中に血液が溜まってしまうからだ。同様に、深い傷が浅い傷より化膿しやすいのも、傷の深い部分に血液などが溜まって血腫が残りやすいからだと説明できる。

創面（傷表面）からは常に滲出液が分泌され、それは細胞成長因子という傷を治す物質の宝庫であることは第１章で説明した通りだが、細胞成長因子だといっても、細菌から見ればそれは単なるタンパク質を豊富に含んだ液体であり、溜まって澱んでさえいれば増殖の場となる。おまけに、この細胞成長因子は傷が治るまで創面から分泌されるから、溜まらないような何らかの手段を講じなければ感染源になってしまうのだ。これを防ぐためには滲出液を何かで吸収するか、外に逃がしてやるしかない。

前述した創傷被覆材「プラスモイスト」の場合は、吸水力があるために滲出液はプラスモイストの給水層に吸収されて傷表面に液体が溜まることはなく、細菌は増殖しにくいことになる。ラップの場合は、ラップと傷表面の間の隙間が毛細管になり、毛細管現象（細い管状になった物体の内部の液体が、管の中を上昇または下降する現象）によって滲出液はラップと傷表面の間を移動してラップの外側に排出され、ラップの上から覆ったガーゼや紙おむつに吸収される。このため、ラップでも傷の化膿は起こりにくいことになる。

一方、傷がカサブタで覆われた場合は、カサブタには吸水力がなく、しかも滲出液を外に逃がす機能もないため、カサブタの下に溜まった浸出液は絶好の感染源になる。カサブタがある傷が時に化膿するのはこのためである（次ページの写真）。

そしてこの説明でわかる通り、プラスモイストにしてもラップにしても、完璧に化膿を防げるわけではない。プラスモイストの場合には吸水能力に限界があり、それを上回る滲出液は傷表面に溜まってしまい、感染が起こる危険性がある。

このため、その限界に達する前にプラスモイストを交換して、新しいものに貼り替える必要があるのだ。これが「一日一回の交換」の意味である。もちろん、滲出液が多ければ、もっと頻回に交換してやる必要があることは言うまでもないだろう。

一方、ラップの場合も、ラップが傷表面に密着せずに浮いていると、毛細管現象による水分の移動が起こらないため、やはり滲出液が溜まって感染源になる。これを防ぐためにはラップを傷表面に密着させる必要があり、そのためにはラップを当てた上から包帯を巻き、ラップ表面を覆うガーゼや紙おむつも吸水能力の高いものにした方がよい。

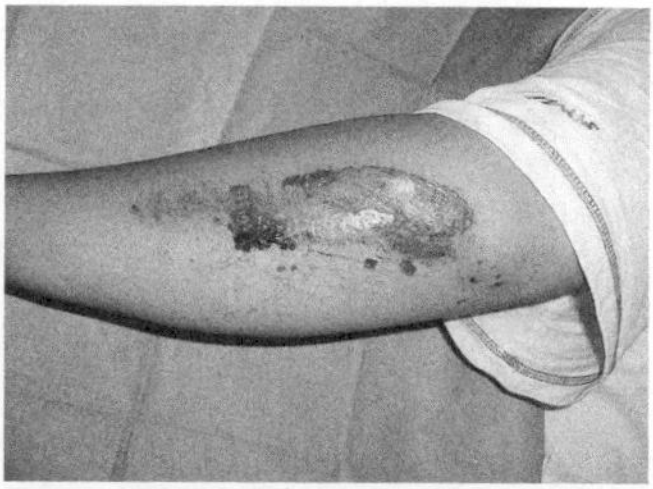

18歳男性。転倒して左前腕を擦りむき、自宅で消毒してガーゼを当てていたが、痛みが強くなり、３日後、当科受診。患部はカサブタで覆われていた。

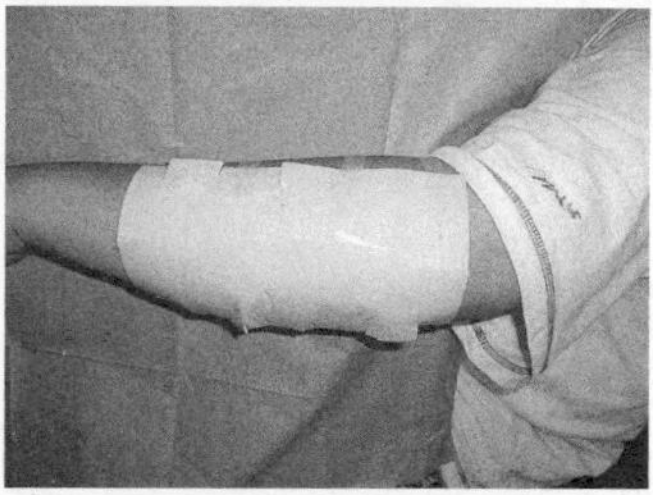

直ちに白色ワセリンを塗布したプラスモイストで被覆。

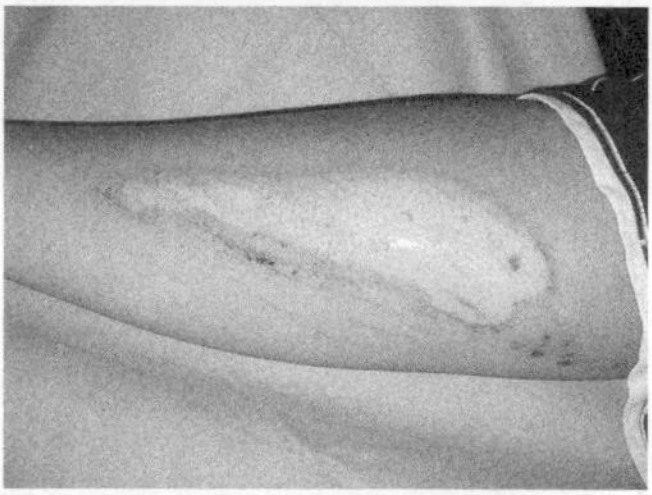

受診から２日後、カサブタは自然に融解して取れた。

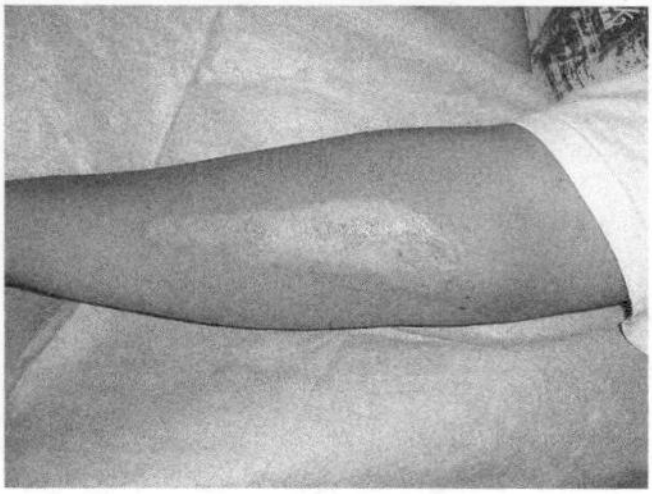

１週間後には全て上皮化した。

要するに、細菌の増殖条件（=水分と栄養分さえあればどこでも増える）から逆算して、細菌が増えるのを邪魔してやればいいのだ。

## 6　細菌はどこからやってきたのか

体のどこかに血液溜まり、液体溜まりがあれば、そこが細菌増殖の場となり感染源となることを説明したが、それではその細菌はどこからやってきたものなのだろうか。

従来の常識でなら「傷口から入った」と説明したが、患者を診ているとどうも、それでは説明できない場合が多いのである。なぜかというと、傷がなくても感染する例が多数あるのだ。言うならば「密室殺人」のようなものである。

例えば、「弁慶の泣き所（下腿前面）」を強打した後、一〇日くらいして突然、下腿全体が腫れて歩けないほど痛くなり高熱が出る、という患者さんが、年に一〇例近く外来を訪れる。こういう例では、腫れているところを切開すると、その下に大量のドロドロ濁った血液が溜まっていて、それを除去すると嘘のように痛みがなくなり、熱も下がるのだ。これはまさに、血腫を感染源とした感染である。

このような症例をどう考えたらいいのか。どの例でも一〇日くらい前に患部を強打しているから、おそらくこの時に打撲部位で血管が破れて出血し、その血液が吸収しきれずに残って血腫になったことは間違いないだろう。そして、一〇日目頃に細菌が侵入して血腫にたどり着き、そこで増殖して化膿したとしか考えられない。それでしかこの突然の痛みと発熱は説明できないのだ。

ではその細菌はどこから入ったのか。「傷から入った」と説明しようにも、傷口そのものがないのだから、これはありえない。また、他の部位の皮膚から入ったわけでもない。これ以外の部位の皮膚にも傷はないからだ。

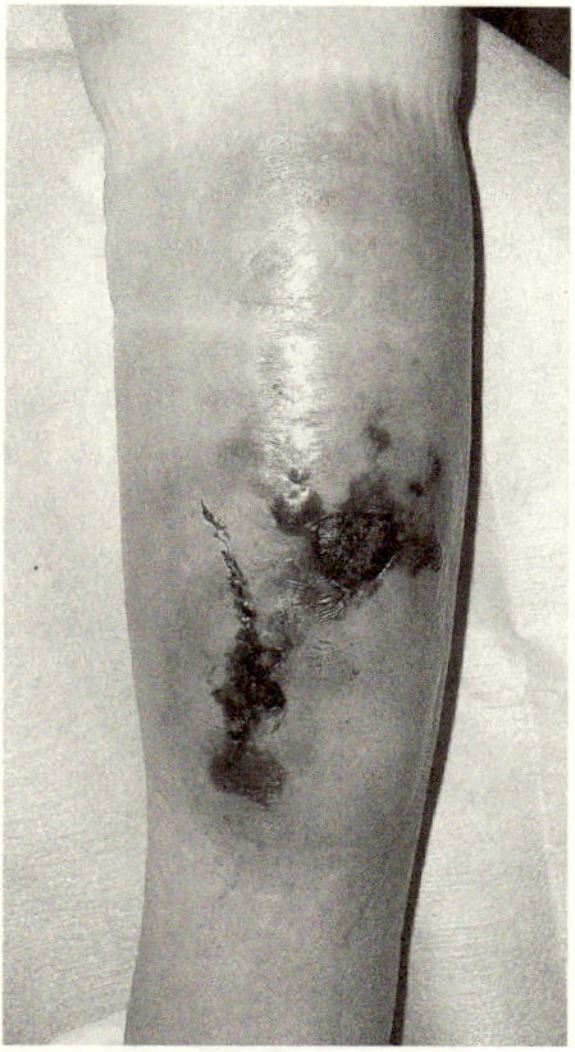

左下腿を打撲後、10日目に突然痛みと発熱が出現した例。当初は腫れていたが傷も痛みもなかったため様子を見ていたが、8日目頃から皮膚が黒くなり、10日目に急変した。高度の発赤と腫脹があり、皮膚は一部が黒色壊死となっている。直ちに局所麻酔下に切開したところ、大量の血腫が溜まり感染源となっていた。

可能性は一つしかない。「血管の中に紛れ込んで流されている細菌」が血腫に接触して侵入した、という可能性である。血管の中に細菌がいるの、と不思議に思われるかもしれないが、血液中で細菌が見つかることは珍しいことではない。食中毒やケガをした直後、あるいは抜歯後などにはかなりの頻度で見つかるらしい(これを菌血症という)。皮膚に傷がない以上、このような細菌侵入経路でも考えないと、「傷がないのに化膿する」現象を説明できないのだ。

## 7　細菌の侵入はどうしたら防げるのか

このように考えると、細菌がいつ侵入するかは事前に予測できないことがわかる。三日後かもしれないし二週間後かもしれない。場合によっては半年後かもしれないし五年後かもしれない。通常なら侵入した細菌のほとんど全ては、すぐに監視網に引っかかって排除されるために問題にはならないが、感染源となる血腫や縫合糸があれば、細菌は監視網の届かないその場所に棲《す》み着いて増殖し、やがて感染(化膿)を起こしてしまう。

整理すると、状況は次の二つに分かれるわけである。

①感染源がなければ、侵入した細菌は増殖できずに排除される。

②感染源があれば、侵入した細菌はそこで増殖でき、感染症状を起こす。

つまり問題は、いつ細菌が侵入するか、どこから侵入するかではなく、細菌が増殖できる場（＝感染源）があるかどうかだけなのである。

こう考えると、「傷が化膿しないように抗生物質を服用する」というのが無意味なこともわかる。血腫や縫合糸という感染源になりうる物質が体内に存在する限り、常に感染の危険があるからだ。化膿しないようにと抗生物質を五日間飲んだとしても、飲み終わった翌日に細菌が入れば化膿するし、二週間飲み続けたとしても一八日目に細菌が入ったらお手上げだ。一年間飲み続けたとしても、その翌日に侵入する細菌は防げないのだ。

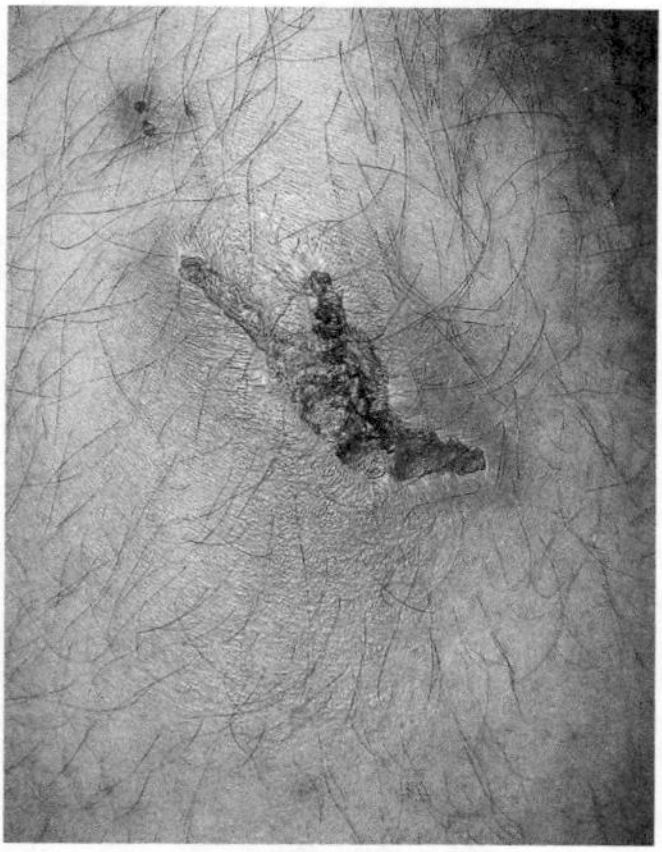

下腿を擦りむき、自宅で毎日消毒してキズ絆創膏を貼っていたが、6日目から痛みが強くなったため受診した例。黒色壊死があり、その周囲に発赤がある。局所麻酔下に黒色壊死を除去し、アルギン酸塩被覆材で覆った。翌日には発赤も痛みもなくなった。

感染を予防する唯一の手段は、感染源となる血腫や縫合糸を残さないようにするか、血腫などが確認されたら速やかに除去するしかない。感染源がなければ、細菌といえども増殖できないからだ。これが本当の感染予防である。

傷があるとどうしても傷が気にな

るのは仕方のないことだが、だからといって傷だけ念入りに消毒して細菌が入らないようにしても感染は防げないし、滅菌ガーゼで傷を覆っても創感染を防げるわけではないのである。

このような観点から、前に紹介したゼンメルワイスとリスターの考え方を再検討してみると、実はゼンメルワイスの方が正鵠《せいこく》を射ていたことがわかる。

産褥熱は出産時に子宮内で細菌が増え、菌が産生した毒素が子宮内面の傷から入って起こる感染症だったが、発症するためには次の三条件が揃っている必要がある。

①子宮内に血液（血腫）があること。

②子宮内に傷があること。

③子宮内に黄色ブドウ球菌などがいること。

①と②は出産時にしかできないものであり、血腫はできたとしてもすぐに腟から体外に流れ出てしまうため、細菌がいたとしても増殖できるチャンスは出産直後の数日以内しかない。また、②の傷も早期に治ってしまうので（体内のため乾燥しないから）、細菌にはのんびり構えている暇はない。また、③の細菌にしても、通常は腟の常在菌が腟を酸性に保って、外からの細菌侵入をブロックしていることから考えると、出産時に人為的に運び込まない限り侵入のチャンスはないのである。

つまり、産褥熱が発生する要因は出産直後の短い時間にしか揃わないのである。逆に言えば、このわずかなタイミングに狙いを定めて細菌侵入を防げば、産褥熱は発生しないはずだ。出産時に子宮内に持ち込まれる細菌は、医師の手と不潔な器具が持ち込んだもの以外には考えられない。つまり、これらのものに付着している細菌を除去することが唯一の、そして完璧な解決法となる。これはまさにゼンメルワイスの考案した方法そのものである。だからこそゼンメルワイスは、一五〇年前に産褥熱の発生をゼロにできたのだ。彼の鋭い観察力と卓越した洞察力には感嘆するしかない。

一方のリスターだが、彼は創感染予防として外部からの細菌侵入阻止だけを考え、石炭酸で傷口を洗い、滅菌したガーゼで傷を覆った。一見すると正しいように思えるが、「感染源なくして細菌感染なし」の原則から考えると実は正しくないのである。感染を起こす細菌は傷口だけから侵入するわけではなく、受傷から数日以上たってからでも別経路から侵入してくるからだ。

さらに彼は、滅菌綿布で物理的に細菌の侵入を防ごうと考えていたが、綿布の網目は細菌のサイズと比べ物にならないほど巨大で、これで細菌の侵入を防ぐことはそもそも不可能なのだ。要するに、リスターの考えでは、創感染は減らせるが、それには限界があり、発生をゼロにはできないのである。

現在でも多くの医師は「滅菌物で塞《ふさ》いでしまえば細菌は侵入しない」と考え、滅菌物で傷を覆い、無菌室に患者を閉じ込め、手袋とガウンを装着して患者に接し、抗生剤を予防的に飲ませることで感染を防げるはずと考え、実行している。

だがこれは、机上の空論である。絶対に侵入できない建物を作れないのと同じで、細菌を物理的にブロックすることは不可能なのだ。創感染を防ぐ唯一の方法は、細菌が増殖できる環境を作らないことだけなのである。

ちなみに、石炭酸は殺菌力が弱いのに、これで創感染が減った理由ももうおわかりだろう。要するに石炭酸で物理的に洗浄したから細菌が洗い流され、そのため感染が減ったのだ。つまり石炭酸でなく水道水で洗っても創感染は減少するのだ。

# 第8章　病院でのケガの治療——ちょっと怖い話

## 1　病院でのケガの治療の現実

### 病院で縫ってもらったから安心？

軽微なケガは日常茶飯事だ。ほんのちょっと擦りむいた、熱い鍋にちょっと触れた、カッターで指先をほんの少し切った、なんてケガだったら、特別な治療をしなくても治ってしまうが、額をぶつけてパックリ割れて血が止まらない、なんて場合には大抵は病院に駆け込むだろう。そして救急室や外来処置室あたりで傷を縫ってもらうことになる。

医師に縫ってもらったから一安心、というところだ。何しろ医師といえば医師だから、ケガの治療のエキスパートのはずだ。きちんとした治療をしてくれたはずだ。

これが世間一般の人たちの感覚だろうが、現場の実情を知っているとちょっと違う。まず、傷の縫合をした医師が外科系の医師でない確率が高いし、たとえ外科系だったとしてもケガ（外傷）の治療を知っているとは限らないのだ。なぜかというと、前に説明したように、医学部での教育では「切り傷の治療、擦りむき傷の治療」がすっぽりと抜け落ちているからだ。

## 私はどのように学んだのか

例えば、二十数年前の私は、次のようにして治療法を覚えていった。前述のように私は最初、市中病院の外科で研修したが、そこではまず、病棟での術後創の管理法と手術の手順を教え込まれた。教える方としても、早く一人前に病棟業務をしてくれないと困るのだ（でないと指導医は安心して夏休みが取れない）。

そういう仕事を二カ月もしてくると、日常業務くらいなら一人でこなせるようになり、簡単な手術もさせてもらえるようになる。その頃から救急の当直にも入るようになり、指導医と一緒に救急当直して、切り傷の患者がいれば指導医に傷の縫い方を教えてもらうことになる。

こういう指導医と一緒の救急当直が二カ月間に何度かあり、その後は一人当直となった。では実際に救急室で先輩の医師にケガの治療を教えてもらう機会はどのくらいあったかというと、実はほんの数回だったのである。

当直見習い期間に、運良く切り傷の患者やヤケドの患者が受診してくれれば、指導医に治療法を教えてもらうことができるが、そういう患者が受診してこなければ教えてもらう機会はない。また仮に指導医が一緒の当直だったとしても、重症患者が来れば彼はそちらにかかりっきりになる。そこにヤケドや切り傷の患者が来ても「いま全然手が放せないから、君が適当にやっておいて、適当でいいからさ」と命令されるだけだ。

もちろんそれまでに外科の手術には入っているのだから、傷は縫えるのだが、手術の傷とケガの傷は全く別物なのだ。局所麻酔はどうすればいいのか、まずどこを縫えばいいのか、縫合糸は何を使えばいいのか、わからないことだらけだ。ましてヤケドの治療となると、見たことも聞いたこともないのだ。

こういう時、研修医の頼りはベテラン看護師だ。長い看護師生活の中で色々な治療を見ているし知識もある。だから「ヤケドのときはまず消毒をしっかりして、この軟膏を塗ったガーゼで覆えばいい」とか、「傷を縫う時の麻酔はこれ、縫合糸はこれ、縫い終わったらこうするのよ」と親切に教えてくれるのだ。滅多に縫合したことがない指導医より、ベテラン看護師は実際的な知識を持っている。門前の小僧にお経を教えてもらったわけだ。

こんなわけで、ヤケドや切り傷の治療は先輩医師の見よう見まね、あるいは年長の看護師の指導で覚えていくことになる。そこには体系的な教育システムもなければ、統一された治療手技も治療方針もない。先輩から後輩に治療法が伝えられているだけで、いわば芸能の口伝と同じである。だから極端な話、同じ病院でも指導医ごとにケガの治療方針が違っているということも起こりうるのだ。

## 外科医の世界は体育会系

しかも、医師の世界、特に外科医の世界は先輩後輩の関係が強く、先輩の言うことは絶対であって逆らうなんてご法度である。つまり精神構造が体育会系なのである。先輩から教えられたものは絶対で、それに疑問を持たなくなってしまう傾向が強い。そのため傷の治療に関しては、大昔の治療法がそのまま変化せずに代々受け継がれてきたのだ。

この教育システムの欠点は、その方法が正しいのかそうでないのか、普遍的な方法なのかそうでないのかの検証を誰もしないという点にある。

## 大学病院・大病院の外来の問題点

さらに、外科にとってケガの治療は余技に過ぎないという本質的な問題がある。外科の本分は入院手術にあるのだ。だから大きな病院の外科では、外来とは本来、手術をした患者の経過観察をすることと新たな手術を要する患者を発見することがメインの業務なのである。

その証拠に、大きな病院の外来担当医は日替わりで、曜日ごとに担当医が決まっているはずだ。これは入院中に自分が担当した患者を外来で診ていくためのシステムなのだ。もうすぐ退院という患者に、「毎週月曜日が私の外来日なので、月曜日に来てください」と説明すれば、患者も医師もスケジュールを立てやすい。だから大きな病院の外来では通常、曜日ごとに担当医が異なっているわけだ。

では、こういう外来にケガで通院したらどうなるか。毎日違う医師が診察し、治療法が微妙に違っていたりするはずだ。何か質問しようにも、誰に質問していいかわからない。たとえ質問したとしても、「私はよくわからないので明日の外来担当医に聞いてみてください」と、体《てい》よくあしらわれるのが関の山だ。

医師にしても、ケガの治療なんてよく知らないし興味もないから、とりあえず明日の医師に渡すことしか考えない。日替わり診療だから、誰も責任を持って治療しようとは考えないが、ケガ人に対応したシステムではないのだからしょうがないのだ。要するに外来に出ている外科医にとって、ケガの患者とは「治療をするのはやぶさかではないが招かざる客」という感じに近いのである。

## 2　傷の治癒を阻害する治療薬

### ヤケドを悪化させるヤケド治療薬

創傷治癒過程（傷が治る過程）がわかってくると、医療現場で行われている治療、特にヤケドの治療、皮膚潰瘍の治療のほとんどが、非科学的というか無茶苦茶なものが多いことがわかってくる。何しろ、治癒阻害薬、創面破壊薬を堂々と医師が使っているのだ。

さらに恐ろしいことに、それらの薬を使っている医師は、それが治療薬で治療効果があると思い込んで使っているし、それを使われている患者も治療されていると信じ込んでいるのだ。しかもこの問題は、筆者がインターネットで取り上げるまで問題にすらされていなかったのだ。

実際の医療現場や家庭で「熱傷治療用、皮膚潰瘍治療用」として広く使われている薬剤のうち、治療効果がないばかりか逆に悪化させる薬剤を、列記する（表8－1）。もちろん、このリストに載っているもの以外にも、傷の治療を阻害する薬品はたくさんある。

これらがなぜそういった作用を持つかを説明するには、少しばかり薬学系の知識が必要なため、まずそれについて説明する。

**主剤と基剤**

皆さんは色々な薬を飲んだことがあると思う。それは錠剤だったりカプセル錠だったり、色もさまざまだったと思うが、サイズという点ではどれも大体同じような大きさであることにお気付きだろうか。実際、極端に大きな錠剤も、すごく小さなカプセル錠も見たことがないはずだ。もちろんこれには理由がある。

例えば血圧を下げる錠剤（降圧剤）には、血圧を下げる薬効成分、抗生物質には細菌を殺す薬効成分が含まれている。この薬効成分の部分を、「主剤」と呼ぶが、この薬効成分は往々にして苦かったり臭気があったりと、そのままでは飲みにくいことが多い。また、あまりに量が少な過ぎるのも飲みにくい（耳掻き一〇分の一の量の薬を飲む様子を想像して欲し

| 【病院で使われている薬剤】 | 【家庭で使われている薬剤】 |
| --- | --- |
| ❖消毒薬 | ❖消毒薬 |
| ーポピドンヨード（イソジンなど） | ーポピドンヨード（イソジン、イソジンうがい薬など） |
| ークロルヘキシジン（ヒビテン、ヘキザックなど） | ークロルヘキシジン（マキロンなど） |
| | ーその他（ヨードチンキ） |
| ❖消毒薬入りの軟膏・殺菌剤入り軟膏 | ❖消毒薬入りの軟膏・殺菌剤入り軟膏 |
| ーポピドンヨード含有軟膏（イソジンゲル、カデックス軟膏など） | ークロルヘキシジン含有軟膏（オロナインH軟膏、トフメルAなど） |
| ースルファジアジン銀含有軟膏（ゲーベンクリームなど） | |
| ❖熱傷、皮膚潰瘍治療薬 | ❖その他 |
| ートレチノイントコフェリル含有軟膏（オルセノン軟膏など） | ーイソプロピルメチルフェノール含有治療薬（新キズドライなど） |
| ーブクラデシンナトリウム含有軟膏（アクトシン軟膏など） | ー塩化セチルピリジニウム含有治療薬（キズアワワなど） |
| ー混合死菌製剤軟膏（エキザルベ軟膏など） | ーアクリノール含有ガーゼ（リバガーゼなど） |
| ❖その他 | |
| ー亜鉛華軟膏 | |
| ーアクリノール | |

表8-1　医療現場や家庭で使われる熱傷・皮膚潰瘍を悪化させる薬剤

い)。

そのため、味の調整剤を混ぜて飲みやすい味にしたり、増量剤で飲みやすい大きさにする作業が必要になる（このため、錠剤などはどれも同じようなサイズになっている）。この増量剤などのことを「基剤」という。

例えば、点滴の抗生剤では、抗生物質が主剤でそれを溶かす蒸留水が基剤、小児用のシロップの解熱剤では、解熱剤が主剤で甘い味を付けた蒸留水が基剤である。

では、皮膚や傷に塗る薬では主剤と基剤はどうなっているかというと、主剤が水溶性の物質なら蒸留水が基剤、主剤が脂溶性なら基剤は油となる。後者の油基剤のことを油脂性基剤と呼び、白色ワセリンはその代表である。

しかし、いくら水溶性の薬効成分といっても、蒸留水に溶かしただけでは、すぐに流れてしまって患部にとどまらないため、薬としては使いにくいし治療効果も落ちる。また、油脂性基剤の軟膏の方は、ベタついて伸びが悪くちょっと使いにくい。

これらの欠点を補うため、通常は界面活性剤と水（あるいは油）を加えて、ペースト状にして塗りやすくしたものが好まれる。これがクリーム、ローションだ。また界面活性剤は、水溶性主剤と脂溶性主剤を合わせて一つの塗り薬にする場合にも使われる。

だが、クリーム性薬剤には大きな問題がある。界面活性剤を含んでいるからだ。

## 傷のない部分にしか塗ってはいけない傷薬!?

界面活性剤には色々な種類があり、洗浄能力が強いもの（中性洗剤）、発泡力があるもの（消火剤）、殺菌力を持つもの（逆性石鹸）などがあるが、クリーム状の塗り薬に使われている界面活性剤は洗浄力を持つものが多い。この界面活性剤は健常な皮膚に対してはあまり害はないが（この問題については後半さらに詳しく考えていく）、傷に対しては好ましくない作用を持つ。界面活性剤が細胞膜を直接破壊してしまうからだ。
ちなみに皮膚科の教科書には、「クリーム基剤の軟膏は健常な皮膚にのみ使用する」と明記されている。逆に言えば、傷のある皮膚や傷には使ってはいけないものなのである。界面活性剤を含んでいるから当然である。

このような基礎事実から考えると、「熱傷治療用のクリーム基剤の軟膏」という商品のコンセプトそのものがおかしいことがわかる。クリームは本来傷に使ってはいけない物質なのに、それを基剤にして傷の治療薬を作るというのは、そもそも出発点から間違っているのである。実際、後述するように「クリーム基剤の熱傷・傷治療用軟膏」は痛みを起こすのだ。もちろん、痛みの原因はクリームの界面活性剤によるものと主剤の成分の両方が考えられるのだが、これでは治療薬ではなく、治療阻害薬・創傷破壊薬だと言わざるを得ない。

なぜこのような「破壊薬」が開発されて認可されるようになったのかは私の知るところではないが、おそらく開発メーカーは「基剤は物を溶かすだけのもので、それ自体は効果（よい効果も悪い効果も）を有しない水のようなもの」と考えていたからではないだろうか。

確かに蒸留水や白色ワセリンなら「水みたいなもの」であるが、クリームはそうではない。これはたとえて言えば、有害成分を含む食材は一切使っていないのに、鍋に有害物質が含ま

| | 消毒薬を含む | 基剤がクリーム | 基剤が吸水体 |
|---|---|---|---|
| 各種消毒薬 | ● | | |
| イソジンゲル | ● | | |
| カデックス軟膏 | ● | | ● |
| ゲーベンクリーム | | ● | |
| オルセノン軟膏 | | ● | |
| アクトシン軟膏 | | | ● |
| エキザルベ軟膏 | | ● | |
| 亜鉛華軟膏 | | | ● |
| アクリノール | ● | | |
| オロナインH軟膏 | ● | ● | |
| トフメルA | ● | | |
| 新キズドライ | ● | | ● |
| キズアワワ | ● | | |
| リバガーゼ | ● | | |

表8-2　主剤と基剤の性質からみた治療薬

れていたために有毒料理になってしまった、あるいは、空気のよい田舎に家を建てたら、建材に有害物質が含まれていて喘息《ぜんそく》になったようなものだ。いくら食材（＝主剤）が素晴らしくても、鍋（＝基剤）が駄目ではいい料理（＝いい治療）は作れないのだ。

さらに、塗り薬に使われている基剤には、他にも問題物質がある。マクロゴールなどの吸水性のある基剤である。これらは、基剤が創面の水分を吸収して乾燥させてしまうため、どれほど主剤に傷の治療効果があっても、結果として創治癒を妨害してしまう。

以上のことから、前述の治療薬（軟膏類）について「消毒薬を含む、基剤がクリーム、基剤が吸水体」という観点でまとめてみた。

どこが問題なのか一目瞭然だろう（表8－2）。

ちなみに、軟膏の基剤が油脂性（＝白色ワセリン）かクリームかは、見ればすぐにわかる。半透明なのが白色ワセリン、白や黄色などの色がついていて不透明なのがクリームである。だから不透明な軟膏類があったら、とりあえずは傷には塗らないでおいた方が安全である。

## 人体実験で検証

そんなことを言っても、本当にこれらの治療薬は人体に有害なのか、傷の治癒を妨害するというのは間違いないのか、という疑問が抜けない人もいるだろう。

こういう時は実験するのが手っ取り早い。私は治療薬に疑問を持ったら、自分の体に傷をつけてその治療薬を付けてみて、どうなるかを観察することにしている。自分の体を使った人体実験である。

方法は簡単で、自分の前腕や上腕に荷造り用テープ（いわゆるガムテープ）を貼っては剥がすという操作を四〇回前後繰り返す。こうすると皮膚が傷つき、うっすらと出血するようになる。表皮欠損創であり、ちょっと痛い。その部分を三つに分けて、それぞれの部分に「治療薬を塗布」、「なにもしない（＝乾燥）」、「プラスモイストを貼付《ちょうふ》」という処置をするだけだ。

実験結果は、前述の私が管理しているインターネットサイト（『新しい創傷治療』http://www.wound-treatment.jp/）に詳しく載せているので見ていただきたいが、次のようなことを身をもって体験した。

①イソジン、イソジンゲルを傷に付けると強い痛みがあり、数日で潰瘍を生じた。
②カデックス軟膏、ゲーベンクリームはさらに痛く、さらに短い時間で深い潰瘍を生じた。
③アクトシン軟膏の痛みは最強であり、潰瘍を作る効果も強い。

もちろん、これらの実験結果に対し、「消毒薬が人体に有害なわけがない、ゲーベンクリームは熱傷治療に有効だ」とお考えの医師はいるだろうが、まず自分の体で同様の実験を行ってみることをお勧めする。もちろん、これらの薬剤を作っているメーカーの人間も、同様の実験をすべきである。

しかも、これらの治療薬の効能書きにも注意書きにも、「強烈な痛みがある」こと、「傷を深くして潰瘍を作る」ことは一切書かれていない。私に言わせればこれらは明らかな副作用なのだが、メーカーは本当の意味での安全性を確かめずにこれらを製造・販売していると言わざるを得ない。

## なぜこのような薬剤が使われているのか

皮膚科は前述のように内科から分かれた診療科で、非常に古い歴史を持っている。おそらく、医療の誕生とともに始まったのではないだろうか。何といっても皮膚は、すぐに観察できる臓器であり、変化は一目瞭然だ。これが体の深部にあって目に見えない胃や肝臓などの臓器との最大の違いであり、最も早期に治療が始まったはずだ。

ここで問題になるのは、治療法の開発と病気の原因の究明の順番だ。通常、医学では〔病気の原因は不明だが対症療法を試みる〕→〔その後、病気の原因が究明される〕→〔原因を治す根本治療の開発〕という道筋をたどる。最初の時点では病気の原因も治療法も不明だが、患者に「何とかして欲しい」と言われれば、医師としての立場上、何かしなければならないから、とりあえず効きそうな薬を試してみるわけだ。その後、病気の原因が明らかになった後で、その原因を取り除く根本的な治療が発見されることになる。

しかし、ケガやヤケドの治療では、不幸にして〔病態究明〕→〔根本治療開発〕の段階に進まなかったのだ。理由は不明だが、おそらく「皮膚科は軟膏で治療」、「軟膏で治療するのが皮膚科」という常識が足かせになってしまい、治療手段である軟膏自体に疑問が持たれな

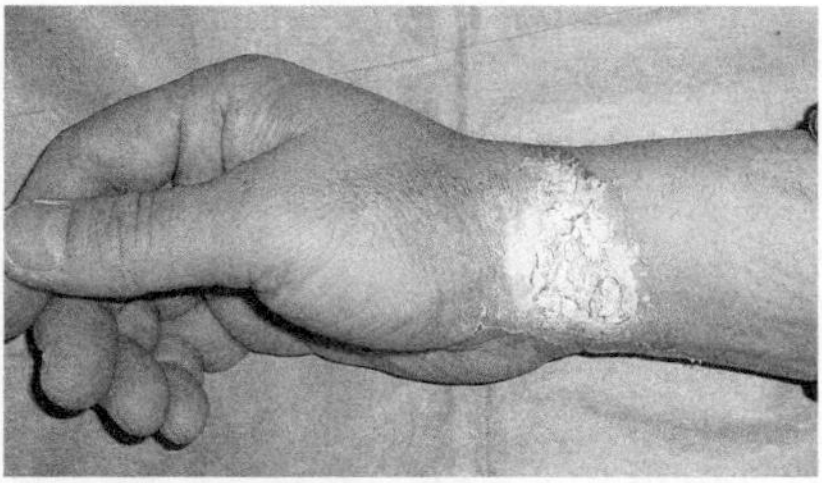

3日前に手首を熱湯でヤケドした25歳男性。自宅にあった粉状のキズ治療薬（傷を乾かして早く治すという商品）で治療していたが、痛みが強くなり受診。

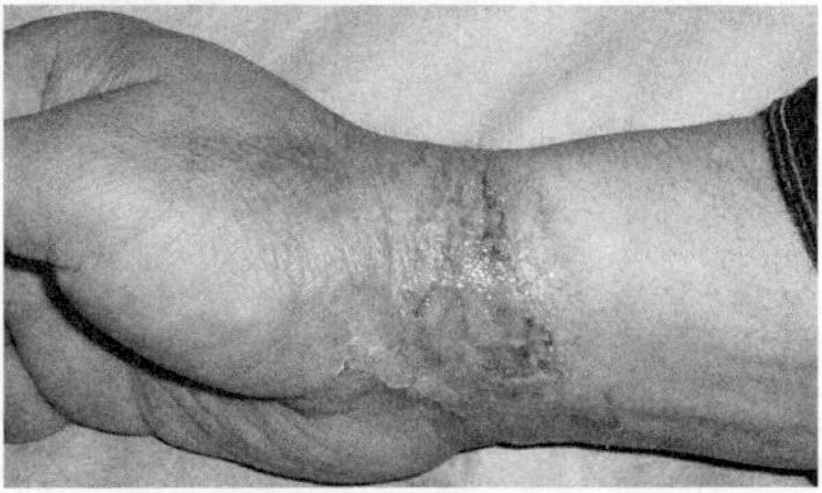

直ちに粉状の治療薬を除去。

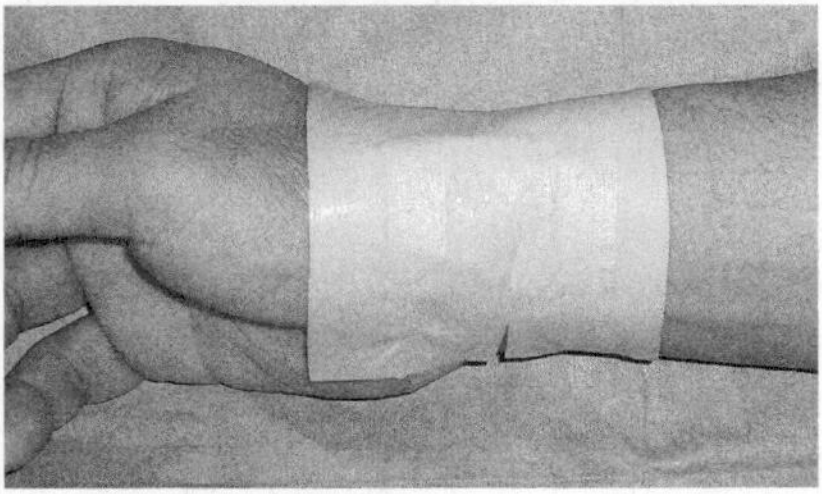

プラスモイストを貼付すると、数分で痛みは治まった。

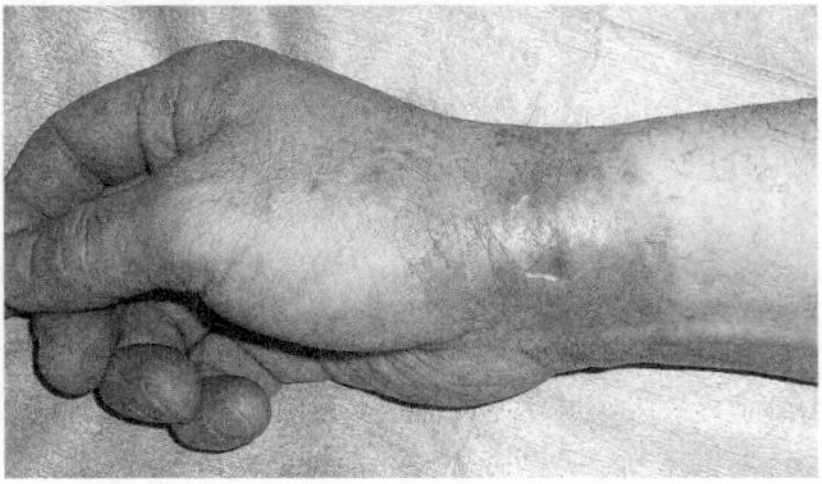

1週間後には上皮化。

くなってしまったのだろう。そして、皮膚科学の長い歴史の早い時期に「皮膚科の治療手段は軟膏」という治療手段の限定が生じてしまい、「軟膏の否定＝皮膚科学自体の否定」に近い感情が生じてしまったのではないだろうか。要するにこれは、外科における手術の否定のようなもので、これを否定されると自分が拠《よ》って立つ基盤自体が崩れてしまうのだ。

同時に、「慢性湿疹」や「難治性潰瘍」のように病名に「慢性」「難治性」の文字を入れてしまったのも問題だった。慢性とは治療期間が長期に及ぶことであり、難治性とはなかなか治らないという意味である。だから、慢性や難治性という文字がついた病名を見ると、医師も患者も「これはなかなか治らない、治らなくてもしょうがない、治らない病気だから治らないのは当たり前」と考えてしまい、治すための努力を最初から放棄しがちだ。そして、治った例を見たことがなければ、治らないことを異常と思わないし、治療（治療薬）がおかしいとも感じなくなる。このような状況下では、治療法に対する疑問は生じないし、新しい発想も生まれるはずがない。

このような事情から、古い治療薬が今でも現役として生き残り、それが有効かどうかの判断すらされていないのではないだろうか。

## アトピー性皮膚炎、慢性湿疹の多くにも効果的

アトピー性皮膚炎といえば、治らない慢性皮膚疾患の代表格で患者も非常に多いが、実はその多くは簡単に治ってしまう。私は皮膚科医でもなければアトピー性皮膚炎についての知識も持っていないのだが、なぜか時々、一〇年以上いろいろな病院を渡り歩いても治らないアトピーの方や、さまざまな病院で治療を受けているのに治らない乳児湿疹の赤ちゃんが受診される。そしてそのほとんどが白色ワセリンとプラスモイストだけで治っているのである。

治療方法は単純明快であって、乾燥を徹底して防ぐこと、これだけである。例えばアトピー性皮膚炎の場合には、

①痒《かゆ》みのある部位にたっぷり白色ワセリンを塗布して時間をかけて十分にすり込む。
②キッチンペーパーなどでごしごしと余分なワセリンをふき取り、べたつきを完全に取る。

要するに床や車のワックスがけの要領である。

③これを一日に数回繰り返す。

これだけでほとんどの患者さんはよくなっている。乳児湿疹の場合も同じで、滲出液が多い部位をプラスモイストで覆い、それ以外は白色ワセリンの塗布を何度も行う。四肢や腹部はプラスモイスト、顔面は白色ワセリンの塗布という使い分けでもよい。

さらに、主婦手湿疹や手荒れの治療も同じで、白色ワセリンをたっぷり塗って十分に塗り込み、その後ごしごしとワックスがけをするだけである。白色ワセリンは無味無臭で口に入っても無害なため、そのまま野菜や肉を触っても大丈夫だ。もちろん、かかとのガサガサもこれだけで治っている。

# 第9章　医学はパラダイムの集合体だ

## 1　トンデモ治療の系譜――瀉血《しゃけつ》療法・水銀療法

前の章で傷の治療の歴史を大雑把に見てきた。傷に鳥の糞を塗ったり、泥を塗ったり、はたまた煮えたぎった油を注いだりと、今日の私たちの目からするとトンデモ治療のオンパレードである。また、昔、さまざまな病気の治療に使われていた薬にしても、今日の目からするとやはりトンデモ薬剤ばかりで、こんなのを飲まされたら逆に病気が悪化したんじゃないかと思ってしまう。

とはいえもちろん、当時の医師がふざけていたわけではなく、その当時手に入る医学書を熟読し、手に入る限りの薬（と呼ばれているもの）を使っていたに過ぎないのだ。

このような、今日の目から見ると「トンデモ治療」の系譜を少し眺めてみよう。

例えば瀉血《しゃけつ》、つまり血管を切って血を出す治療だが、これもヨーロッパで長く行われていて、その起源はどうやら、皮下に膿が溜まって化膿した傷に対し、皮膚を切開して膿を出すという行為だったらしい。その後、打撲や捻挫、骨折で腫れた部位を切開して炎症を早く治そうとする医療行為になり、出血させること自体が目的になったようだ。

ちなみに当時の外科は床屋さん（つまり理髪師）の仕事であり、内科のみが医師の仕事だった。今日、理髪店の店頭でくるくる回っているサインポールの三色は、「動脈（＝赤）」、「静脈（＝青）」、「包帯（＝白）」の象徴といわれている。

その後、「病人の血液の中には禍《わざわい》の元が流れているため、それを外に出せば病気が治る」という考えが加わったりして、この治療は一八世紀になってもヨーロッパで広く行われていた。

とはいっても、創感染に対する知識もなく、それへの注意も払われていなかった時代だから、切開を行った部分が化膿して逆に命取りになったり、病気で体力が落ちている病人に繰り返し出血させたためにさらに状態が悪化することもあった。

たとえばモーツァルト（一七五六〜一七九一）の死因についてはさまざま考えられているが、瀉血療法を受け過ぎたために体力がさらに落ち、ついに命を失った可能性が強いという指摘もある。モーツァルトに「レクイエム」の作曲を依頼したのは、謎の黒服の男だったが、「レクイエム」を未完に終わらせたのは外科医だったのだ。

当時は皮膚に何かをして悪いものを外に出す、という治療が他にもされていて、頭のてっぺんに熱した金属を当てて頭皮を焼く治療も普通に行われていた。こちらの方はてんかんや失明、梅毒の治療に有効とされていたようだ。しかし、頭に焼きごてを当てられるという拷問に耐えても、てんかんも梅毒も治ることはなかったことは言うまでもない。

梅毒といえば、一五世紀にコロンブス（一四五一〜一五〇六）が新大陸（南北アメリカ）発見の知らせと同時にヨーロッパに持ち帰ったお土産の一つである。そしてあっという間にヨーロッパからアジアまで席巻するという恐るべき伝播速度で広まったことは有名だ。何しろ、ヨーロッパでの第一例が発見されてから、世界一周するのに二五年しかかかっていないのである。当時の移動手段が極めて限られていたことを考えると、人間の性欲の強さは移動手段の遅さをものともしなかったことがわかる。

当時は致死率も高く、シャルル八世（一四七〇〜一四九八）、ヘンリー八世（一四九一〜

一五四七）は梅毒で死に、マルチン・ルター（一四八三〜一五四六）が宗教改革で一夫一婦制を推奨し売春行為を禁じたのは、当時の社会はカソリック教会内部を含め貴族から平民まで性的におおらか過ぎたため（要するにフリーセックス状態）、それが梅毒蔓延の原因となっていたことへのアンチテーゼだったと言われている。

その梅毒の治療として一六世紀にもてはやされたのが水銀療法だった。これは、五日間毎日、水銀軟膏を全身にすり込み、その後二日間は全身浴を繰り返し、これを何度も繰り返すという治療だった。もちろん、水銀といえば今も昔も人間にとっては毒物に変わりはない。

この治療でどうなったかというと、体の表面、特に口の周りや舌に潰瘍ができ、歯が抜け落ち、涎《よだれ》が絶えず流れ、腐臭が漂っていたと当時の書簡に伝えられているから、凄惨《せいさん》というしかない。梅毒で死なない患者は、水銀中毒で死んでいったのである。このような悲惨な治療結果にもかかわらず水銀治療は続けられ、一八世紀に入るとヨードと組み合わせて作った丸薬としてしぶとく生き延び、一八世紀半ばを過ぎても広く行われていた。

虫垂炎（以前は盲腸周囲炎と呼ばれていた）は、一九世紀後半になっても原因不明の難病で死亡率もきわめて高かった。当時の治療は鎮痛のためのアヘン投与と下剤の投与くらいしかなかった。つまり内科医が治療する病気だった。

一八六六年に一人の病理学者が、盲腸でなく虫垂に炎症があることを発見し、これを切除するか切開排膿すれば治るのではないかと発表したが、「盲腸周囲炎は内科の病気でアヘンと下剤で治療するもの」と考える内科医たちは猛烈に反発し、その発見を葬り去ろうとした。

そういう頑迷な内科医たちに一人挑戦状を叩きつけたのが、外科医のジョン・ベンジャミン・マーフィー（一八五七〜一九一六）である。彼は患者を注意深く観察することから早期虫垂炎を診断し、それに対して手術を行うことで腹膜炎を起こすことなく虫垂炎が治癒することを示した。そして、症例を増やすに従い、外科医たちが彼を支持し始め、新聞がその治療を取り上げるようになったことから、患者が「内科医によるアヘン治療」を拒否するようになり、ようやく虫垂炎のアヘン治療は姿を消すことになった。

## 2　トンデモ治療はなぜ支持されたのか

このように、医学の歴史においてトンデモ治療は枚挙に暇《いとま》がないどころか、トンデモ治療しか見つからないような気がしてくる。昔の人はとんでもない治療を受けていたんだなあ、そういう時代に生まれなくて本当に良かったなあ、と安堵《あんど》の思いがするが、一七世紀や一八世紀の医師は、別に無茶苦茶な治療をしているとは思っていないし、むしろ最善の治療をしているつもりでアヘンや水銀軟膏を処方していたのだ。

それにしてもなぜ、こういう治療が生まれ、行われていたのだろうか。

理由は簡単だ。病気の原因がわからない状態でも、患者がいて、治療を求めてきたからだ。とりあえず患者がいたら何とかするしかなかったのだ。要するに、真っ暗闇の巨大な屋敷に明かりもなしに入り込み、手探りで進みながら奥の部屋に隠されているという宝を見つけるようなものである。部屋の数がいくつあるのか、扉はいくつあるのか、どんな家具があるのか、危険な箇所があるのか、そもそも本当にその屋敷が宝の隠されている屋敷なのか、それすらわからないのである。見取り図らしいものはあるが、それは、暗闇の部屋から脱出に成功した人がわずかな記憶を頼りに書き記したもので、書いた人ごとに内容が異なっていたりするのだ。

例えば現在では、肺炎といえば原因も病態も明らかにされ、原因別の治療法が確立していて、医学部の学生でもよく知っている病気だ。しかし、それらがわかるまでは肺炎とは「咳が続き、熱が上がり、やがて呼吸が苦しくなる病気」だった。なぜ咳が出るのか、なぜ熱が上がるのかもわからないし、呼吸が苦しくなる理由も不明だ。病気の原因が悪い空気なのか、土に含まれる毒物なのか、先祖の祟《たた》りなのか、見当がつかなかったのだ。

しかしそれでも、目の前の患者は苦しそうにしているのだから咳止め薬を処方する。すると患者も多少楽になって感謝する。虫垂炎のアヘン療法はこれと同じであり、虫垂炎の痛みはとりあえずアヘンで楽になるのである。

だから、アヘン治療にしても瀉血法にしても根拠となる理論は存在したし、病気の原因についての研究も行われていた。ただ、その根拠となっていた理論そのものが間違っていただけだ。さきほどの例で言えば、部屋の見取り図が間違っていたから、屋敷に入った人が迷ってしまったようなものだ。アヘンも咳止めもとりあえず虫垂炎や肺炎の症状を抑えるという意味では正しかったが、病気の原因に対する根本治療ではないから、結果として病状はさらに悪化し、死に至っただけの話だ。

結局、病気の原因が明らかにされ、病態の研究が進むにつれて、根本的原因を除去する治療が開発され、それに伴ってトンデモ治療は過去のものとなり、やがて忘れられていった。

しかしなぜ、あれほど凄惨な水銀治療の現場を見ているのに、医師は「この治療はおかしい」と考えなかったのだろうか。ここに問題の本質がある。

なぜ水銀療法を正しい治療だと思ったのだろうか。それは、当時は皆が正しい治療だと信じていたからだ。正しい治療だから皆がしていたのではなく、皆がしているから正しい治療だと思ったのだ。なにやら禅問答のようだが、「皆が正しい治療だと信じていたから、それは正しい治療だった」という論理が実は重要なのだ。これが後に詳しく述べる「パラダイム」の構造そのものなのである。

### 3　現代医学の治療は未来永劫正しいか

では、現時点での最先端の治療はいつまで現役治療でいられるのだろうか。一〇年後はまだ現役治療だろうが、三〇年後となるとかなり怪しい。まして五〇年後となったら、生き残っている治療はどれほどあるだろうか。

例えば慢性腎不全（腎臓の機能が低下している状態）の治療として、現在では血圧管理や食事管理などを行って腎不全の進行を遅らせ、それでも駄目な場合は人工透析（血液透析や腹膜透析）、あるいは腎臓移植というのがスタンダードの治療方針である。だがもしも、現在の腎不全治療の常識に全くとらわれない発想から、人工透析も腎臓移植も不要、という治療が開発されたら、おそらく全ての腎不全患者はその新治療を希望し、現在の治療は完全に過去のものになってしまうだろう。

これは糖尿病の治療でも心不全の治療でも腰痛症の治療でも同様だ。現在スタンダードの治療だからといって、今後もスタンダードであり続けるとは言えないのだ。

つまり、現在の最新治療といえども、その治療の正しさは期限付きの正しさであり、いつかは寿命が尽きてしまう。今日は正しい治療であっても、明日には否定されるかもしれない。賞味期限欄は現在は空欄だが、ある日突然、そこに日時が書き込まれる運命なのだ。

さきほど、「正しい治療だから皆がしていたのではなく、皆がしているから正しい治療だと思ったのだ」と書いたが、その意味はこれでわかったと思う。皆が「これは正しい」と認識しているから正しい（と思われている）のであって、「これは正しくない」と誰かが言い始め、多数の人間が疑うようになった瞬間、正しさの根拠を失うのだ。

## ４　パラダイムとは何か

さて、これまでに何度か言葉だけ登場させた「パラダイム」について説明しよう。この概念の提唱者トーマス・クーン（一九二二～一九九六）は「ある時代や分野において支配的規範となる【物の見方や捉え方】のこと」と定義している。わかりやすく言えば、その時代の人々が皆、正しいと信じていたことである。

例えば、宇宙の真ん中に地球があって、すべての星はその周りを回っているという天動説はパラダイムであるし、海の果てには断崖があって海はそこで滝のように落下しているという考えも、多くの民族に信じられていたパラダイムだ。人間は神が創《つく》ったというのもパラダイムなら、物にはフロギストン（燃素）が含まれているから燃えるのだというのもパラダイムである。江戸時代は士農工商の身分制度にがんじがらめの社会だったというのもパラダイムなら、地球温暖化の原因は人間の産業活動に伴う二酸化炭素の増加だというのも現時点ではまだパラダイムだ。要するに、パラダイムは真実であるかどうかは関係なく、皆が信じているということだけが重要なのだ。

では医学はどうだろうか。ここまで見てきてわかったように、医学においても、ある時代に世界中で行われていた標準術式が、その次の時代には完全に否定されてしまうということが起こっている。

このように考えていくと、医学において、パラダイムでないものはどれほどあるのか、ということに気付く。もちろん、基礎医学の分野には科学的に証明されたものも多数あるが、臨床現場に近いもの（治療法、病因論など）ほどパラダイムだらけなのである。つまり、臨床医学とはパラダイムの集合体なのである。そして、各診療科ごとの治療手技や治療法は、ミニパラダイムに過ぎないのだ。

なぜ臨床医学はパラダイムだらけなのかといえば、理由はただ一つ、人体が巨大なブラックボックスだからだ。入力（＝医療行為）に対する出力（＝反応）が一義的に決まらず、おまけに個人差が大きい。だから異なった入力で同一の出力結果が得られることもあれば、一つの入力に対して日によって異なった出力結果が得られることもあるのだ。

例えば、「皮膚を切ると血が出る」という現象は、普遍的な事実であって意見を闘わす余地はないが、その出血の止め方となるとさまざまな方法があり、地域ごと、時代ごとに止血法が異なっていても不思議はない。そして実際の医療が相手にしているのはもっと複雑な病態であり、複数の治療手技や治療薬の組み合わせが必要だ。

だから、一つの病気の治療（例：乳がんの手術治療）は膨大な手作業の集合体となり、その手作業一つ一つに対し「これは必要なのか、これよりもっといい方法はないのか」と考えるのは大変だし、何よりそういうことを考える暇なんてないのだ。そのため、一つの術式が提案されて一定以上の治療効果が示されれば、それは標準治療となり、それに異議を唱えるのは難しくなる。かくして一つのパラダイムが完成する。

とはいえ、パラダイムは所詮《しょせん》パラダイムである。どこかの誰かが「これはおかしい」と疑い始めた瞬間、いつ瓦解《がかい》しても不思議ではないのだ。この、一つのパラダイムが次のパラダイムに置き換わる現象を「パラダイムシフト」といい、科学の歴史には何度もパラダイムシフトが起きている。

パラダイムシフトの問題を論じるために、ちょっと医学から離れて天動説というパラダイムについて見ていこう。

## 5　天動説に見るパラダイムの構造

私たちは誰でも地動説、つまり、太陽系においては太陽が中心でその周りを惑星が回り、地球はその惑星の一つに過ぎないことを知っている。だから、「地球が宇宙の中心で、その周りを太陽や星が回っている」という説を信じていた昔の人は、なんて頭が悪いんだろう、地球と太陽では大きさがまるっきり違っているではないか、と思ってしまう。

しかしそれは、今だから言えることである。天動説には天動説なりの理論があり、それはそれで天体の運行を説明できていたのである。だからこそ人間は長いこと天動説を信じてきたし、それで何不自由なく生活していたのだ。

まず、「太陽が中心」という常識を捨て去って、虚心に空を見て欲しい。そこではどういう現象が起きているだろうか。

空で一番目立つのは太陽、次は月だ。星は輝いているがそのどれも小さく、ちらちら瞬《またた》いているだけだ。そして太陽は毎日、東から昇っては西に没している。これはどう考えても、太陽が地球の周りを回っているように見える。むしろ、地球が太陽の周りを回っていると考えるのはよほどのへそ曲がりだろう。

また、月も同じように天空を動いているが、その動きは太陽とは異なっているため、「地球は真ん中にあり、月と太陽は異なった軌道で地球の周りを回っている」と考えるのが自然だ。

そして、太陽と月以外の星はゆっくりと動いていくが相互の位置関係はいつも同じだから、太陽や月より遠くにドームがあって、そこに星が貼り付き、ドームがゆっくりと回転していると考えたのだ。

ちなみに、地球が丸いことは古代ギリシャから知られていたようだ。月食の時に月が丸く欠けていくからだ。当時から、月食とは地球の影が月に落ち、それがあたかも「月が欠けていく」ように見えていることは知られていたのである。彼らは地球の影が丸い形をしているのであれば、本体の地球も丸いはずだと考えたのだ。古代ギリシャ人は鋭いのである。

これだけであれば天動説で全てうまく説明がつくのだが、星の観測をするうちに、例外というか変な動きをする星が見つかり始めた。金星や水星である。これは他の星のように一定方向に運動せず、他の星の間をあっちに行ったりこっちに行ったりと、法則性のない不規則な動きをするのだ。他にも、火星、木星、土星にもこういう動きが発見された。そこで、こういうへんてこな動きをする星を「惑星」と呼んだ。

さて、こういう惑星を見て昔の人はどう考えたか。「惑星の動きを通じて神が何かを伝えようとしているのではないか」と考えたのだ。そうだとすると、惑星の動きを予知できれば、未来を予知できることになる。未来を予知できれば金儲けができることは今も昔も変わらない。というわけで一生懸命に惑星の動きを観測し、その法則性を見つけようとする連中が登場する。これが占星術の始まりといわれている。

惑星の動きを予測するためには、惑星がどう動いているかという原則がわかればいいが、他の星のように単純な円運動でないことは明らかだ。そこで、大きな円盤のふちに小さな円盤が乗っていて大円盤と小円盤が別々に回転している、というモデルが提案される。遊園地にコーヒーカップという遊具があるが、あれと同じだ。カップに座っている人が惑星であり、カップ自体が回り、カップを載せている台も回転する。大円盤の中心（＝地球）から見るとカップの中の人はかなり複雑な動きをすることになり、これはまさに惑星の動きに似ている。こういう大円盤と小円盤の組み合わせが各惑星ごとにあると考えたのだ。

あとは、各惑星ごとの大円盤と小円盤のサイズと回転速度を割り出せばいい。実際、このモデルで惑星の動きはかなり予測できるようになった。ここまでは天動説の勝利である。

しかし、観測精度が上がり、長期間のデータが得られるようになってくると、次第にそのモデルに合わないデータが出てくる。そのたびに円盤の回転速度とサイズの見直しが行われ、回転盤モデルはどんどん複雑化していった。実際のデータと想定したモデルのずれの修正が絶え間なく続けられ、最終的には天空を回っている円盤の数は八〇個を超えたというから、その複雑さは想像を絶する。もちろん、地球が真ん中だという原則を守ろうとしたから、ここまで複雑怪奇になってしまったのだ。

## 6　パラダイムを支えるもの

そしてローマ時代以降になると、キリスト教の教義も絡んでくる。「神様は世界の中心にいらっしゃるはずだ、もしも太陽が世界の中心ならそこにいらっしゃる神様は焼け死んでしまい不合理だ。しかし地球が中心なら神様は地球にいることになり、焼け死ぬことはない」、という考えらしい。無宗教の私には想像を絶する理論だが、ローマ時代以降の西洋では、キリスト教をセントラルドグマとし、神と神の子イエスの実在性を大前提にして文明が作り上げられたため、神様がどこにいるのかは大問題だったのだ。

教育もキリスト教の上に成立しているから、教育内容もキリスト教の教義を前提に決められている。当然、天動説も、キリスト教の文脈で教えられるべき項目となり、聖職者から住民へ、親から子へと伝えられる。物心がつく頃から繰り返し天動説の考え方を叩き込まれるわけで、当然、天動説の信者ばかりが生み出されることになる。

なぜ天動説が信じられたのか。感覚的に理解しやすかったこともちろんあるが、天動説の信者を次々と生み出す教育システムがあったからなのだ。このシステムがあったから皆が天動説を信じ、皆が信じているから唯一の真理になったのだ。

これは「道路では人は右側、車は左側を通行する」という交通安全教育と同じだ。人は右、車は左、は日本でのルールであり、車が左を走らなければいけないという必然性はない。必然性がない人工的ルールだからこそ、繰り返し繰り返し、子供たちに「人は右、車は左」と教え込まなければいけないのだ。幼い頃から親から聞かされ、学校でも習っているから、私たちはそれを唯一のルールとして認識している。もちろんそのルールがなければ、交通事故が多発して社会に混乱が生じてしまう。だからこそ、手間ひまかけて教育しているのだ。「人は右、車は左」が人工的に作られたルールだからこそ、国民全てに教育が必要になるのである。

さらに、「車は左側を走行」というルールに合わせて車の構造も決まる。ハンドルの位置は道路中央寄りの右側の方が運転しやすいからだ。同様に、高速道路のゲートの構造や信号機の位置なども右座席用のものとなる。こうして車関連の産業界が「左側通行」のための商品を生み出すことで、このパラダイムを結果として支えることになる。左側通行から右側通行に変更することが事実上不可能になるからだ。

ちなみに、日本はこの不可能とも思える変更を実行している。本土復帰から六年後の沖縄においてである。第二次大戦後、アメリカ占領下にあった沖縄では、車は右側通行に変更されており、この状況は一九七二年の本土復帰後も続いていたが、一九七八年の七月に、一夜にして左側通行に切り替えたのだ。

七月二九日の午後一〇時ちょうどに通行禁止となり、八時間かけて信号機や標識、さらにはバス停の位置変更を行い、三〇日の午前六時ちょうどに一斉に左側通行が始まった。この切り替えに八〇〇〇万ドルの費用がかかったといわれている。一九七八年の円相場は一ドル一八〇円前後だったから、単純計算でも一四〇億円という巨額が費やされたことがわかる。社会の基本に置かれたパラダイムを変えるというのはそれほど大変なことなのだ。

## 7　天動説の終焉はどのようにして起きたのか

話を天動説・地動説に戻そう。ヨーロッパ社会を支配していた天動説はいかにして終焉《しゅうえん》を迎えたのだろうか。

最初に「宇宙は太陽が中心で、地球や金星はその周りを回っている」と画期的な説を唱えたのは、ニコラウス・コペルニクス（一四七三～一五四三）で、一五一〇年に出版された同人誌で発表している。まさに革命的な発想だったが、「地球が動いているのなら恒星の位置は春と秋では違っているはずなのに（これを年周視差という）、それが観測されないではないか」という反論に答えることができなかった。これは当時の観測精度の問題だったのだが、このこともあり、コペルニクスの説は受け入れられなかったようだ。

その後、新星が観測されるという事件が起こる。この事実は、「背景の恒星は普遍であり変化しない」というアリストテレス（BC三八四～三二二）の宇宙論への深刻な矛盾を突きつけた。また、一五七七年に出現した彗星《すいせい》をティコ・ブラーエ（一五四六～一六〇一）が観測して、この彗星が月より遠くからやってくることを証明したが、これは「月より遠方ではいかなる変化も起きない」とする天動説の大前提を揺るがすものだった。もっとも、当のブラーエは地動説には懐疑的だったそうだ。年周視差がどうしても観測できなかったからである。

そして天動説にとっては運命の日となった一六一〇年一月七日が来る。ガリレオ・ガリレイ（一五六四～一六四二）が自作の二〇倍望遠鏡で、木星に三つの衛星があることを発見したのだ（その後新たに発見したもう一つと合わせ、これらの衛星はガリレオ衛星と呼ばれている）。なぜ木星の衛星が問題だったのか。それは、「もしも地球が太陽の周りを、月が地球の周りを回っているとしたら、月は安定して地球の周りを回ることはできずに、弾《はじ》き飛ばされているはずだ」という、地動説に対する天動説側の論拠を否定するものだったからだ。

さらに、望遠鏡による観測精度が上がるにつれ、地動説に有利、天動説に不利なデータが次々に発見された。しかしそれでも、当時の天文学者（＝天動説の学者）で天動説を捨て去るものはほとんどいなかったそうだ。

天動説に引導を渡したのはヨハネス・ケプラー（一五七一〜一六三〇）だった。彼は一六〇九年から一八年にかけて、天体運行に関する不滅の三つの法則、すなわちケプラーの法則を発表する。美しい数学で記述される彼の法則は観測結果を完璧に説明し、なにより惑星の逆行運動を説明できた。これは惑星が円運動でなく楕円《だえん》運動をしているから起きていた現象だったのだ（ちなみにコペルニクスは惑星の軌道を円軌道と考えていた）。

そして天動説を完全に葬り去ったのは、アイザック・ニュートン（一六四三〜一七二七）であり、一六八七年に刊行された『自然哲学の数学的諸原理（プリンキピア）』であった。ここで彼は万有引力の法則を打ち立て、長らく謎に包まれていた天体運動の原動力の秘密を明らかにしたばかりか、リンゴから恒星にいたる全ての物体の運動の法則と、それらにかかる力の問題を一元的に説明した。そしてこの理論は、天動説を完全否定するどころか、「太陽が天体の中心」という古典的地動説をも過去のものとしてしまうのだ。

## 8　パラダイムシフトの起こり方――パラダイムは信者が死ぬまで変わらない

このように見ていくと、天動説から地動説への転換には一七〇年ほどかかったことがわかる。この間、天動説を信じている人の間で何が起こったのかを推理してみることにする。言うまでもないが、見てきたような嘘かもしれないので、眉に唾を塗って読んで欲しい。

前述のように、ガリレオがガリレオ衛星を発見したと発表した当時でも、天動説の専門家(＝当時の天文学の専門家)は地動説を認めようとせず、天動説から地動説に鞍替《くらが》えをする人はほとんどいなかったと伝えられている。天動説の専門家は死ぬまで天動説にしがみついていたわけだ。おそらく、死の床にあっても弟子たちに「天動説のみが正しいのだ」と説いていたはずだ。

これは人間の心情としては当然だろう。天動説の専門家であればあるほど、天動説から地動説に切り替えるタイミングがないのだ。考えてもみて欲しい。昨日まで「地球が中心にあってその周りを太陽が回っているのだ。地球が動くと考えるのは神の御心《みこころ》にそむくものだ」

と教えていたわけである。それがいきなり手のひらを返したように「太陽が中心にあって地球はその周りを回っている」と言えるだろうか。

弟子たちは「あなたが昨日まで私たちに教えてくれたことと正反対ではないか。あなたは私たちに嘘を教えてきたというのか。嘘を教えてきたあなたは責任を取るべきだ」と詰め寄ってくるはずだ。仮にも人から先生、専門家と敬《うやま》われてきたのであれば、自説の撤回はなおさら難しいだろう。だから天動説こそが彼の拠って立つ基盤であり、それを自ら否定するのは自殺行為に等しい。だから天動説の信奉者が地動説に鞍替えすることはほぼ絶対にない。

では、一五一〇年から一六八七年にかけて何が起こったかというと、新たな天動説の信者が減ったとしか考えられない。つまり、新人が入らなくなり、天動説を信じる人の平均年齢が年ごとに上がり、老人しか信じない考えになり、やがて彼らの死とともに天動説は滅びたのである。要するに、新しい信者という燃料が供給されなくなり、天動説というエンジンは停止したのだ。

なぜ、新しい信者が増えなくなったのかについては、当時の詳細な記録が残っているわけではないので推測でしかないが、たぶん最初は「太陽が真ん中にあってその周りを地球が回っているって話、聞いたことがある？　俺もよく知らないんだけど、新しい考えなんだってさ」という噂が広がる程度でいいのだ。もちろん最初はなかなか広まらないだろうが、そのうち新し物好き連中の間で、「ニュートンっていう天才が、リンゴが落ちるのも太陽の周りを地球が回るのも同じだって証明したんだってさ。なんか難しくて俺にはよくわからないんだけど、ちょっと格好いいよね」「俺もそう思うよ、リンゴも地球も太陽も同じなんてクールじゃん」というような会話が最先端の話題として交わされるようになったら、もう天動説には未来はない。人間は基本的に新し物好きだからだ。時代遅れで爺《じじ》むさい学問、というレッテルが貼られたら学問としてはおしまいなのだ。

こうなってしまうと、天動説の専門家がいくら「正しいのは天動説」と言ったところで、若い人で天動説を勉強しようという人はいなくなり、一度その方向に向かってしまうと状況は加速度的に変化する。

かくして、天動説は老衰死し、地動説に置き換わり、天文学におけるパラダイムシフトが完了する。

## 9　旧パラダイムと新パラダイムは非連続だ

パラダイムシフトは「その時代や分野において当然のことと考えられていた認識（パラダイム）が、革命的かつ非連続的に変化（シフト）すること」と定義されている。ここで重要なのは「非連続的に変化」という部分だ。つまり、旧パラダイムから新パラダイムへの変化（シフト）は連続的に起こるのではなく、二つのパラダイムは完全に断裂しているのだ。新しい考え方は古いパラダイムを完全否定することで生まれるからだ。

地動説は天動説の進化系として唱えられたものでもないし、天動説の研究から生まれたものではない。だから、両者の間でいくら議論しても合意点は全くないし、何より、共通認識すらないから討論自体が成立しない。天動説と地動説では「太陽」「地球」といった基本的な概念ですら意味が違っているからだ。

私たちはつい、科学の進歩も社会の進歩も、連続的段階的に発展してきたと考えがちだ。例えば、「ギリシャ時代の科学を土台にローマ時代の科学が発展し、イスラムの科学が加わって錬金術が発達し、やがて一六世紀のガリレオ、一七世紀のニュートンに受け継がれ、ついには二〇世紀の科学文明として花開いた」という具合に、ちょうどリレー走者が次の走者にバトンを渡して現在に至っているというイメージである。

しかし、科学にしろ社会にしろ、変化は突然起こり、それまで常識と思われていたことが根底からくつがえされ、全く関係のない新しい考えが主流になって発展してきたのだ。

例えば、一六世紀の解剖学者ヴェサリウス（一五一四～一五六四）が登場するまで、医学における解剖学とは、紀元二世紀のギリシャの医師ガレノス（AD一三〇頃～二〇〇頃）が遺した解剖学書を勉強することであり、解剖学実習とは、ガレノスの解剖学書の内容を確認するための儀式に過ぎなかった。何より、解剖学の教授が自分で解剖をするということすらなく、解剖学教授の仕事はガレノスを読み聞かせることだったのだ。ガレノスがあまりにも偉大すぎたためだろうが、ガレノスが絶対に正しいことを前提に医学の体系が作られてしまい、ガレノスの記述に疑問を持つものは一〇〇〇年以上にわたり誰一人としていなかった。

そんな中でヴェサリウスは、自分で遺体を解剖し、見えたものをそのままスケッチすることで、紀元二世紀以来全く進歩していなかった解剖学を、一挙に現代医学にそのまま通用するレベルの科学にしてしまった。冬から春を飛び越して一挙に夏になったようなものである。

ヴェサリウスはガレノスを敬愛し、ガレノスの記述は本当だろうかという疑問から自分で解剖を始めたが、結果として一四〇〇年間信じられていたガレノスの解剖学を全面否定してしまった。ガレノスの解剖図とヴェサリウスの解剖図を見比べるとわかるが、両者は全く別物である。

燃焼という現象は、物質にフロギストン（燃素）という元素が含まれているからだという説を唱えたのは一七世紀末のベッヒャー（一六三五〜一六八二）だ。熱心なフロギストン理論の信者プリーストリー（一七三三〜一八〇四）は、フロギストンのない空気を集めようとして偶然にも酸素を発見してしまう。

その後、ラヴォアジエ（一七四三〜一七九四）が、密封容器中での燃焼実験を繰り返して質量保存の法則を証明したことから、フロギストン説は淘汰《とうた》された。フロギストン説によれば、燃焼後の物質はフロギストンが抜けることで軽くならなければならなかったからだ。だがフロギストン説を死守しようとする学者たちは「フロギストンには負の重量がある」という説を立ててまで、フロギストンにしがみついていた。

キリスト教の教えによれば、あらゆる生物は神が創造したものであり、ネズミはネズミ、ネコはネコ、ゾウはゾウとして作られたものであって、変化などはあってはならないものだった。しかし、ビーグル号で世界一周をしたダーウィン（一八〇九〜一八八二）は各地の動物を観察し、生物は環境に適応して変化し、その結果として生物種として分化したのではないかと考え、それは一八五九年に出版された『種の起源』として結実した。これはまさに、聖書で語られている神話世界の完全否定であり、全く新しい概念として定着している。

ダーウィンにしろコペルニクスにしろ、彼らはなぜ全く新しい考えに到達できたのだろうか。それは、現実に起きている事実に対し先入観を持たずに虚心で観察したからだろう。なぜなら、観察眼を曇らす最大の要因が先入観だからだ。同じ人体を解剖しているのに、ヴェサリウスに見えたものがその他の解剖学教授たちに見えなかったのは、ガレノスが絶対に正しいはずだという先入観を捨てられなかったからだ。

## 10　専門家と素人で知識が逆転する瞬間

先入観を一番捨てにくいのは誰だろうか。それは専門家だ。専門家は自分の専門知識が正しいことを前提に考えるから、もしかしたらそれが間違っているかも、とはなかなか考えられない。そして何より、自分の専門知識に疑問を抱くのは、専門家として人を指導する立場にある人間にとっては一種の自殺行為である。

天動説から地動説へのシフトでは、少数の先鋭的研究者が新論を打ち立て、ついで一般大衆にまず知識が広まったはずだと書いたが、その根拠はここにある。

素人はそもそも先入観もなければその分野についての知識もない。太陽が真ん中でも地球が真ん中でもどちらでも大した違いはないと思っている。だからこそ、地球が真ん中でなく太陽が真ん中だと言われても動揺することなく新しい考えを受け入れられる。つまり、専門家にとっては天地を揺るがすような大事件なのに、素人にとってはちょっと新しいアイデア程度でしかないのだ。専門家にとっては驚天動地のパラダイムシフトでも、素人にとってはそうではないのだ。

つまり、新しいパラダイムを素人は受け入れやすく、専門家は専門家としての自分の地位を守るために懸命になって拒否するわけだ。このためパラダイムシフトの真っ只中では、素人が専門家より知識の面で先を行って最新の情報を享受し、専門家は古い知識（＝旧パラダイム）にしがみつくことになる。

このような「専門家集団と素人の間での知識の逆転現象」は、パラダイムシフトの渦中では常に起きていたはずだ。そしてこの逆転現象こそがパラダイムシフトを完成させる駆動力となり、パラダイムシフトの本質なのである。

なぜそれが駆動力になるかと言えば、専門家は生まれながらに専門家だったわけではないからだ。彼らはもともとは素人であり、勉強して専門家になった。つまり、専門家集団の背景には膨大な数の「知識のない素人」が必要である。

一般大衆（＝素人）の間に新しい考えが広まってくると、次世代の旧パラダイムの専門家の予備軍（＝知識のない素人）がいなくなってしまう。その結果、旧パラダイムの専門家集団への新規加入者が減り、やがて新規加入者より集団内の死者の方が多くなり、そのうち専門家集団は老衰死・自然死を迎える。その時パラダイムシフトは完了する。

繰り返しになるが、パラダイムが信じられている時代では専門家が指導的立場にあるが、そのパラダイムが崩れようとしている時には、素人の方が最新の知識を持つのだ。

## 11　熱傷治療に見るパラダイムの構造――熱傷学会に喧嘩を売る

### 内部にいる人間は気が付かない

この項では、パラダイムの一例として、熱傷（ヤケド）の治療について論じようと思うが、その前に熱傷治療特有の専門用語をまとめておいたので、適宜参照していただきたい（表9

―1)。

これまで説明してきたように、パラダイムの内部にいる人間は、それがパラダイムだということに気付かない。それが単なるパラダイムではないかと気付くのは、外側にいる人間だけである。

筆者は一〇年ほど前までは従来の熱傷治療を熱心に行ってきた一人である。前にも書いたが筆者は形成外科の専門医であり、大学の形成外科医局に一五年ほど所属し、この間、多数の熱傷患者を治療し、数え切れないほどの手術を行ってきた。さらに、日本形成外科学会専門医の認定試験問題作成委員を六年ほど務めたこともあり、熱傷治療についての知識は十分持っているつもりである。

そしてその後、湿潤治療を始めたので、いわば熱傷治療を内側と外側両方から眺めてきたことになる。その結果、大学病院時代には見えてこなかった熱傷治療の問題点が見えてくるようになった。それをまとめたものが本項である。

### 標準的熱傷治療の問題点

湿潤治療による詳しい治療法はすでに説明した通りであり、熱傷創面を白色ワセリンを塗

| 用　語 | 意　味 |
|---|---|
| 熱　傷 | ヤケドのこと |
| 上皮化 | 皮膚が再生して創面がこの皮膚で覆われること。皮膚を再生させて熱傷を治すこと。 |
| 1度熱傷、2度熱傷、3度熱傷 | 熱傷の深さの分類。皮膚が赤くなっているだけで水疱(水ぶくれ)ができていないものを1度熱傷、水ぶくれができているが真皮は残っている(保たれている)のを2度熱傷、表皮も真皮も完全に失われているのを3度熱傷と呼んでいる。治療上問題になるのは2度熱傷と3度熱傷の区別(診断)である。前者は毛穴(真皮に存在する)が残っているためここから上皮化するが、後者は毛穴も失われているため、自然な上皮化が望めないからだ。ちなみに、3度熱傷は植皮術をしないと治らないというのが熱傷治療の定説である。 |
| 植　皮(術) | 3度熱傷(自然に治ることがない)部分に自分の他の部位の皮膚を移植することをいう。培養皮膚移植(小さく採取した皮膚をシャーレで培養し、大きく広がってから移植する手術)も行われるが、まだそれほど一般的ではない。他人の皮膚を移植する場合もあるが、一時的に創面を覆う目的で行われ、最終的に他人の皮膚は脱落する。 |
| 瘢　痕(はんこん) | 傷跡のこと |
| 肥厚性瘢痕 | 傷跡が盛り上がること。熱傷は面積が広い場合が多いが、その全てが盛り上がることも珍しくない。ただし、ケロイドと異なり正常皮膚にまで広がることはない。一般の人や形成外科の医師がいう「ケロイド」はケロイドではなく肥厚性瘢痕であることが多い。 |
| ケロイド | 傷の部分だけでなく、その周辺の正常皮膚にまで広がる性質を持ったものをケロイドという。前胸部正中など特定部位に発生することが多い。 |
| 瘢痕拘縮(はんこんこうしゅく) | 関節部や関節周囲の熱傷が治った後に瘢痕のために運動障害が生じていること。 |
| 関節拘縮 | 関節を動かさなかったために関節が錆び付いたようになり、動かなくなること。 |

表9-1　熱傷(ヤケド)治療の専門用語

布した食品包装用ラップかプラスモイストで覆い、それを一日に一～三回交換するだけというシンプルなものだが、どの例も驚くほど早くきれいに治り、しかも痛みがないのが特徴である。治療の過程で気が付いたのは、従来の「熱傷治療の常識」がまるで通じないことである（表9－2）。従来の熱傷治療で必ず見られた現象が全く発生しなくなったのだ。

一番異なるのは痛みである。それまで熱傷治療は痛みとの闘いだった。受傷直後、患部を流水などで冷やすと痛みが治まるが、冷却を止めるとすぐに激痛が襲ってくる。その後の毎日の処置（＝ガーゼを剥がして消毒する）も拷問級に痛い。医師の方も、痛みに対しては鎮痛剤しか治療手段がないため諦めている。「熱傷が痛むのは当たり前。諦めて我慢するしかない」と患者に言う医師も少なくない。

しかし、創部を食品包装用ラップで覆うだけで痛みはすぐに薄らぎ、ラップにワセリンを塗るとさらに鎮痛効果は劇的なものとなる。実際、湿潤治療で熱傷を治療するようになってから、鎮痛剤の使用量は激減した。さらに、痛みがなくなることでその後の過程が一変したのだ。

例えば、痛みがなければ歩けるようになる。自力で歩けるのなら何もわざわざ入院する必要はなくなり、通院治療が可能になる。

| | 従来の熱傷治療 | 湿潤治療による熱傷治療 |
|---|---|---|
| 受傷直後の冷却 | 鎮痛のために十分な時間必要 | せいぜい3〜5分程度で十分 |
| 感染予防 | 創部の清浄化と創面の消毒、滅菌物で感染予防 | 清浄化も消毒も滅菌物も不要 |
| 創面の状態 | 乾燥させる | 湿潤にする |
| 創面の被覆 | 軟膏を塗ったガーゼ(軟膏ガーゼ) | 食品包装用ラップかプラスモイスト、あるいは創傷被覆材 |
| 鎮痛 | 鎮痛剤 | 基本的に痛みはほとんどない |
| 補液(点滴など) | 絶対に必要 | 意識があれば不要 |
| 患部の安静 | 必要 | 不要(安静にすべきでない) |
| 瘢痕拘縮、肥厚性瘢痕 | 上皮化までに時間がかかると発生する、と説明している | 上皮化までに時間がかかっても発生しない |
| 発熱には | 解熱剤を投与 | 抗生物質を投与 |
| 3度熱傷なら | 早期に植皮する | 植皮は不要。植皮しないほうがよい |
| 入院 | 面積が広ければ必要 | 基本的に不要 |

表9-2　従来の熱傷治療と、湿潤治療との比較

さらに、痛みがなければ普通に飲食できる。だから喉が渇けば自分で水が飲める。このため、かなり広い面積の熱傷でも点滴は不要になる。これまでは、熱傷患者が受診するとまず点滴というのが常識だったが、「喉が渇いたので水を飲んできます」という患者にわざわざ点滴を入れる必要はない。

このように考えると、従来の熱傷治療では、痛みが取れなかったために入院が必要となり、痛みがひどくて飲み食いどころではなかったから点滴が必要だったことがわかる。だから、痛みがなくなればその全てが不要になるわけである。

さらに、深い熱傷であっても自然に治

るし、湿潤治療で治した方が傷跡もきれいである。おまけに深い熱傷でも運動障害（瘢痕拘《はんこんこう》縮《しゅく》）も起こさずに治る。つまり、これまでは自然に治る熱傷にわざわざ植皮をしてきたことになる。

また、従来の熱傷治療の感染対策も誤っていた。従来の治療では創面を十分に消毒し、創面を乾燥させることで感染を防いでいた。しかしこれは、「傷にばい菌が入ると化膿する」という間違った考えを基にしている。本来は「細菌が増殖できる場があったから化膿しただけ」が正しい知識であり、傷表面の細菌を減らすのではなく細菌が増殖できる場をなくすことが正しい感染予防である。こう考えると、消毒は痛みを与える効果だけしかなかったのだ。

さらに、治療薬である軟膏自体にも問題がある。基剤がクリームだったり吸水性のものが多いため、かえって皮膚再生を妨げたり、痛みの原因になるからである。先に「熱傷は痛みとの闘い」と書いたが、実はその痛みの何割かは医師が治療に使っている軟膏によるものだったのだ。医師がその軟膏を使わなければ生じなかった痛みである。

さらに、痛みはさらなる合併症を生む。関節拘縮、そして運動障害である。痛みがあれば動きたくないし、動くとさらに痛みが増す。だから熱傷患者はじっとして動かないようになる。また医師も「熱傷は安静が必要」と患者に安静を強いるのが普通だ。その結果、関節が

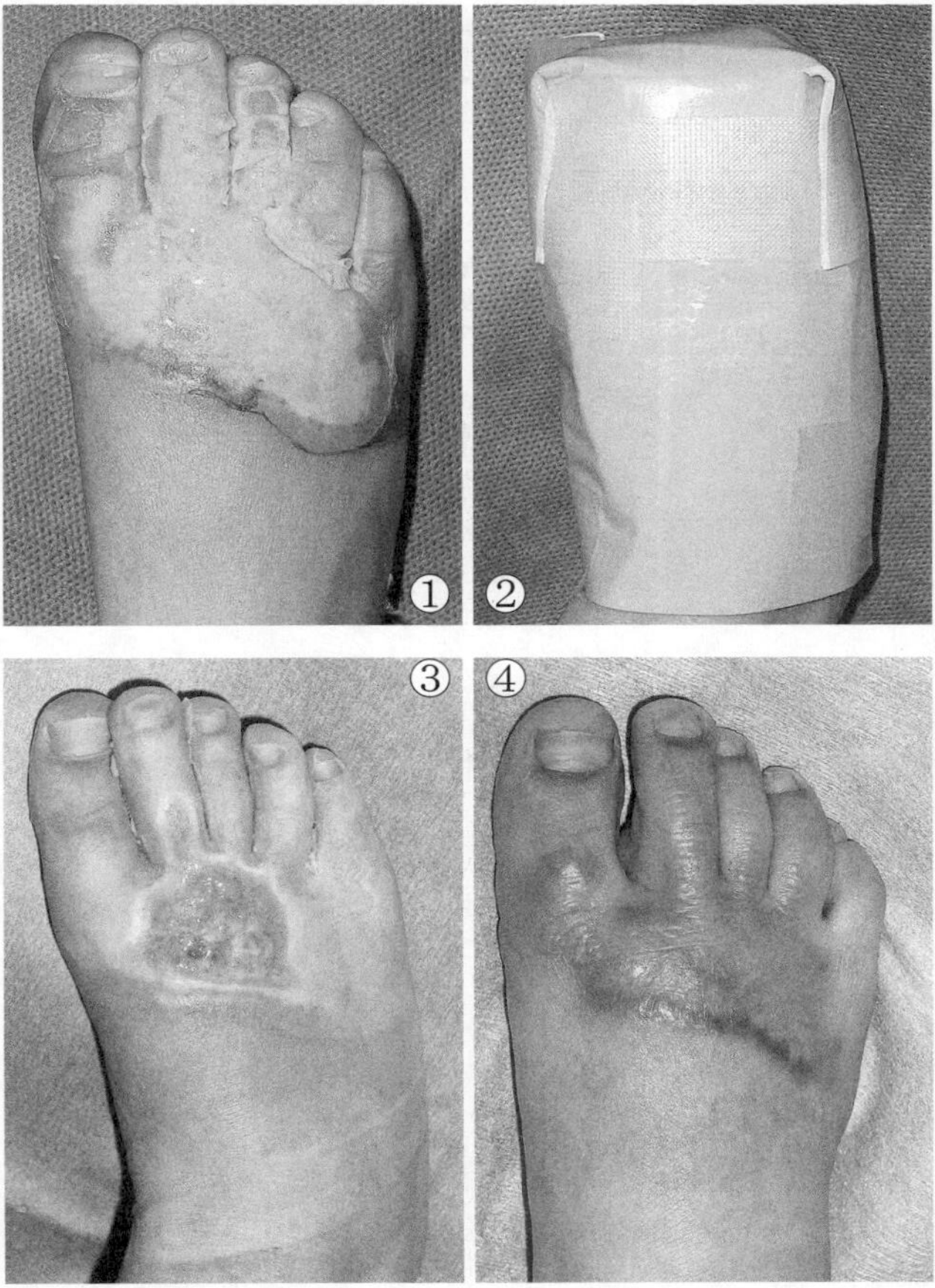


２歳の男児。熱湯で右足背にヤケドをし、総合病院の形成外科でゲーベンクリームとガーゼで治療を受けていた。２週間後、主治医より「植皮をしなければ治らず、歩行障害が起こる。手術をしなければ敗血症を起こす」と説明を受けたが、納得できず、インターネットで調べ当科を知り受診。写真①は受診時。プラスモイストで被覆した（写真②）。写真③は４週間後。７週間後（写真④）にはほぼ上皮化。

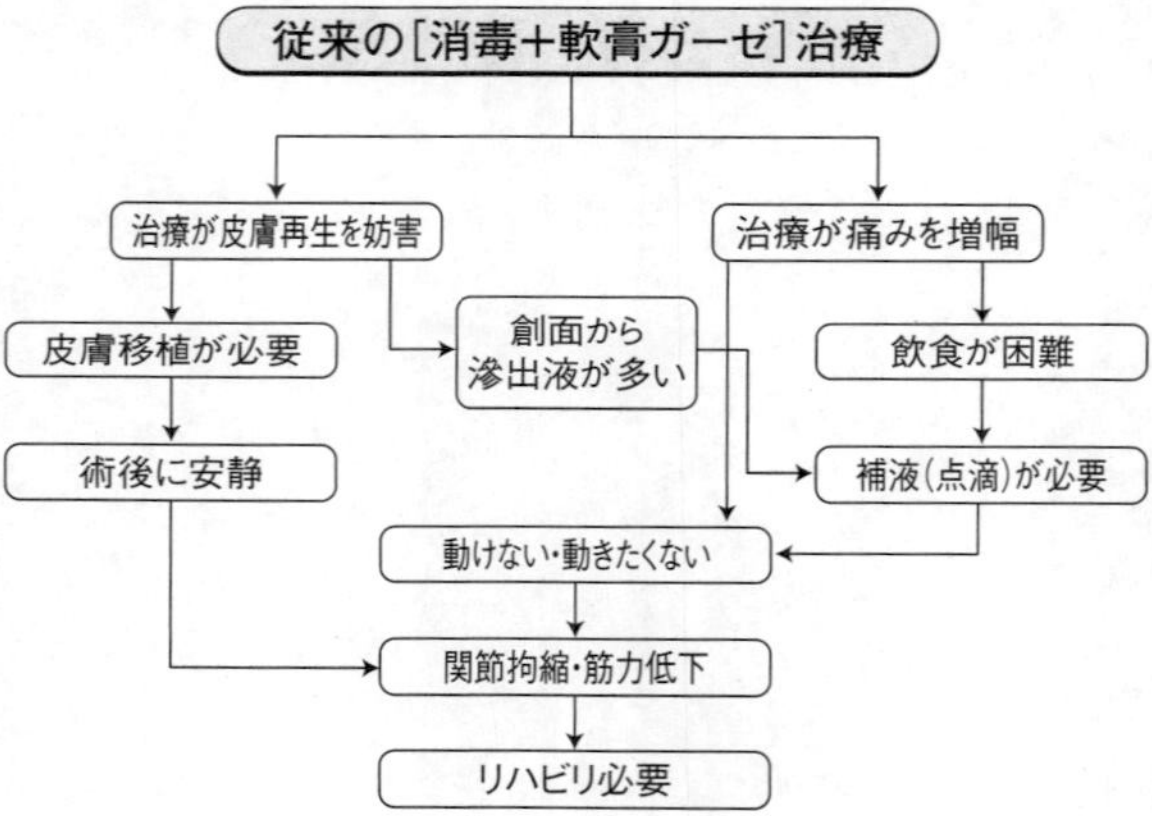


図9-1　従来の熱傷治療の治癒経過

固まってきて関節拘縮が発生し、同時に筋力も落ちてくる。そして何度も皮膚移植術が行われ、そのたびに安静が必要になり、この傾向に拍車がかかる。その結果、熱傷が治っても動けなくなってしまい、その治療のためにリハビリが始まる。

しかし、最初から痛みがなければ患者は自由に動きまわれるし、普通に日常生活を送ることができ、手足も自由に動かせる。当然、安静にする必要もないから関節拘縮を起こすこともないし、リハビリも不要になる。

このように考えると、次のような構図が見えてこないだろうか（図9－1、図9－2）。要するに、従来の熱傷の教科書に書かれていた「熱傷の病態像」とは、治療による修飾（悪

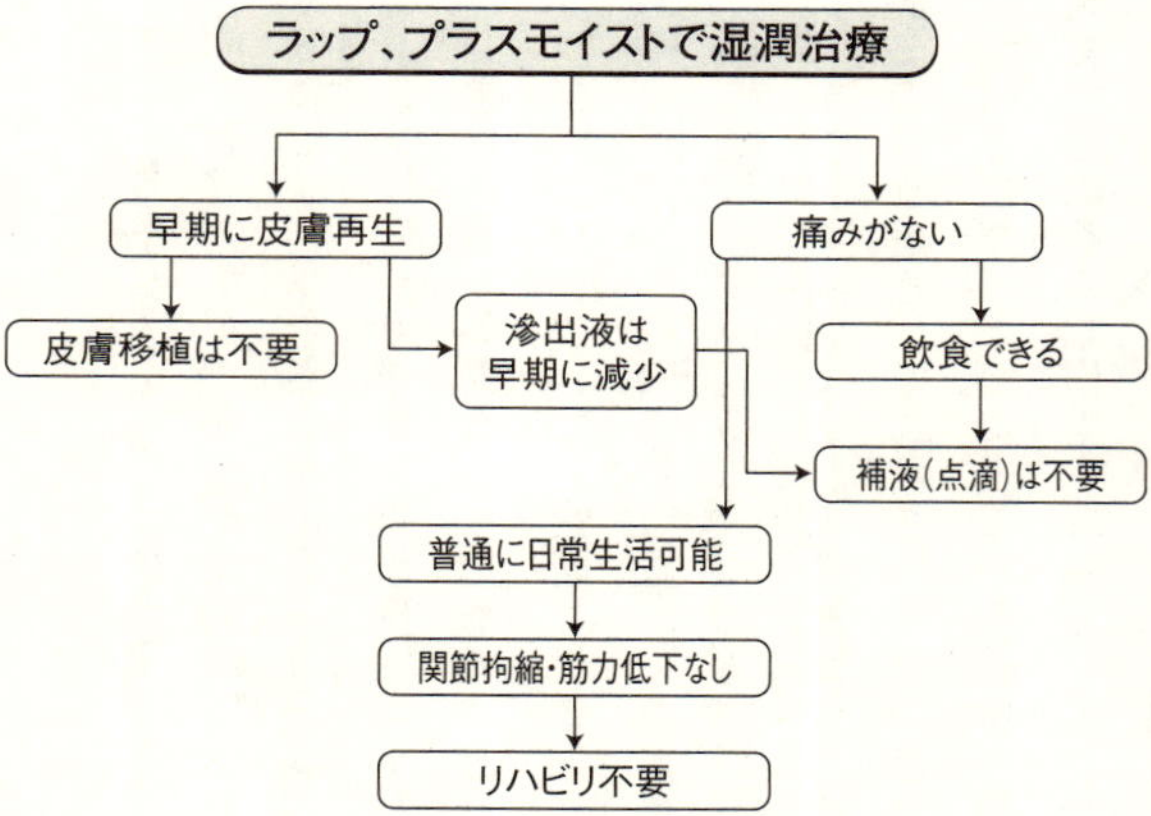


図9-2　湿潤治療による熱傷の治癒経過

化）が加わったものであり、熱傷本来の自然経過ではなかったのだ。肺炎の治療薬に咳を悪化させる成分が含まれていて、薬による咳の悪化に対する治療がさらに必要になるようなものである。

従来の熱傷の標準的治療とは、正しくない地図を搭載したカーナビを頼りに運転しているようなものだ。だから、現実にない道が表示されたり、目の前にある道が表示されていなかったりするし、目的地までのルートも遠回りのものだったりする。しかし、カーナビの画面しか見ていなければ、遠回りのルートであることにも画面に表示されない道があることにも気が付かない。カーナビが正しいことを前提にしているから自分が最短距離を走っているはずだと信じてしまう。

## 新薬の開発がない分野——古色蒼然たるヤケド治療薬

前にも書いたが、熱傷治療に使用されている軟膏は問題だらけである。治療効果がないだけでなく、熱傷を悪化させる「治療薬」しかないからだ。とりわけ、ゲーベンクリーム、アクトシン軟膏、カデックス軟膏、ユーパスタなどは非常に問題であり、傷にこれらを塗るだけで激しい痛みが出ることを筆者は自分の体で実験して確認している。実際に、食品包装用ラップで治療を受けていた時には普通に歩いていたのに、主治医が変わってゲーベンクリームやカデックス軟膏を使うようになってから、痛みで歩けなくなったという例が少なくない。

傷に塗ると痛い、傷に塗ったら傷が深くなったというのは明らかに副作用のはずなのに、これまで全く問題にされてこなかったのである。つまり真の意味での安全性が確認されないままに治療薬として認可され、販売され、治療に使われてきたのだ。もちろん、薬には副作用が付き物で、市場に出てから副作用が明らかになることは珍しくない。しかしその場合、製薬会社はその副作用を軽減し、より治療効果を高めた新薬を開発して市場に出すという道を選ぶ。そして副作用の少ない新薬と副作用の強い旧薬で競合が起こる結果、古い薬剤は淘汰される。

ところが、熱傷の治療薬に関する限り、このような淘汰が起きていないのである。理由は簡単で、新薬が全く開発されていないからである。実際、この一〇年ほどで新しく加わった熱傷治療薬はほとんどないのだ。そのため、古色蒼然《こしょくそうぜん》たる薬剤が淘汰されずに生き残り、治療法が見直されることもなかったのだ。古い治療薬しか選択肢がないから、痛みという副作用があることに医師が気付くこともないし、治療薬に疑問を持つこともなかったのだろう。

それにしても、何十年も熱傷治療の新薬が開発されないというのは、他の治療分野の薬剤と比較すると極めて異常な事態である。新薬開発競争が激しい製薬業界において、熱傷治療薬だけが無風状態なのだ。この異常事態をなぜ皮膚科の先生方が問題にしないのか、私は不思議でならない。

古い時代の軟膏、古い時代の治療手技をそのまま引きずっているのが現在の熱傷の標準的治療である。これはたとえて言えば、最新式の車に手動式の方向指示器がついていて、車内灯の代わりに提灯がぶら下がり、木炭自動車の木炭用タンクがついているようなものだ。しかし、車の設計者も製造業者も販売会社もそれを普通だと思っているし、購入したユーザーもそういうものだと考えていて、手動式の方向指示器で車線変更の合図をし、暗くなれば提灯を灯し、使ってもいない木炭用のタンクを邪魔にも思っていない。

おまけに学会に行くと、手動式方向指示器を開発して有名になった教授や車内用提灯の発明で学会の理事になった先生や木炭自動車を開発した大学医局の関係者が大勢いるわけだ。だから、提灯はちょっと古臭いのでは、なんていう意見を言おうものなら「俺の提灯を否定するとはどういう魂胆だ」と一喝されるし、木炭用のタンクをなくしてスペースを広く使おうという新車が販売されそうになると「俺の目の黒いうちはタンクをなくすことは許さない」と恫喝《どうかつ》されることになる。

これが二〇〇九年の熱傷治療を取り巻く状況である。

## 大学病院が一番遅れている?

常識的に言えば、大学病院はその地域の最高医療機関であり、最新最良の治療を行っている病院だ。同様に、小規模な病院より大規模な病院ほど新しい治療機器を揃え、最先端の治療を行っているというのが常識だ。また、「がんセンター」や「熱傷センター」という看板は、そこでがんや熱傷の最高の治療をしているというサインである。これが一般的な解釈だろう。

もちろん、ほとんどの場合、これで正しいのだが、現時点では熱傷に関する限りこのような常識は全く通じない。大学病院と熱傷センターが、旧態依然とした治療の牙城《がじょう》と化しているからだ。つまり、「消毒して軟膏ガーゼで乾かす治療」を受けたければ大学病院や熱傷センターの受診を勧めるが、「消毒せずに傷も乾かさない」熱傷治療を受けたければ、個人開業医や小規模病院を選んだ方がいい。

理由は言うまでもないだろう。小さな組織ほど新しい治療を実践しやすいのに対し、組織が大きくなるほど保守的になり変化を嫌うからだ。これは熱傷治療でも例外ではない。

さらに、従来の「消毒をして軟膏ガーゼで創面を覆う」という熱傷治療の原則（＝パラダイム）を作ったのは、熱傷学会、大学病院、熱傷センターであり、それを守るのが熱傷専門医だ。そういう組織なり個人が、自らが拠って立つパラダイムを真正面から否定する湿潤治療を拒否するのは当然と言える。要するに、「消毒して軟膏ガーゼで覆う」治療を提唱し、普及に努めているのが熱傷学会であり、そのような治療を後進の医師に指導するのが熱傷専門医である。

では、深い熱傷も広い熱傷も、プラスモイストや食品包装用ラップで覆うだけで治療できるようになって一番困るのは誰か。もちろん熱傷の専門医である。逆に、熱傷専門医以外の医者にとっては、それまで自分が治療できなかった熱傷を自分で治療できるようになり、一方、患者も痛みがなく早く治るのだから大歓迎である。

しかし、熱傷専門医にとってはこれは極めて困った状況なのだ。熱傷専門医という存在が不要になってしまうからだ。そして何より、湿潤治療を認めることは、自分たちが行っている治療が間違っていたと認めることになってしまう。

要するに、湿潤治療の普及は熱傷専門医の看板を無意味にし、治療の専門機関としての熱傷センターを無力化し、熱傷治療の教育機関としての大学病院を無価値なものとしてしまう。これはまさに、天動説の知識が地動説の時代になって全く無意味になったのと同じであり、パラダイムシフトで起こる出来事の典型と言える。

だからこそ熱傷学会も熱傷専門医も湿潤治療を認めるわけにはいかないし、むしろ全力で従来の治療の正当性を声高に主張するだろう。そして、湿潤治療のトラブルを見つければ針小棒大に騒ぎ立てるはずだ。自分たちの立場を守るためにはそれしか選択肢がないからだ。自分たちの治療法を守ることに汲々《きゅうきゅう》とし、患者を守るための医療という大原則をどこかに置き忘れてしまうのだ。

これは根拠なしに書いているわけではない。各地の大学病院、熱傷センターに勤務している若手医師から「いまだにこの病院では消毒して軟膏ガーゼ、治らなければ皮膚移植という

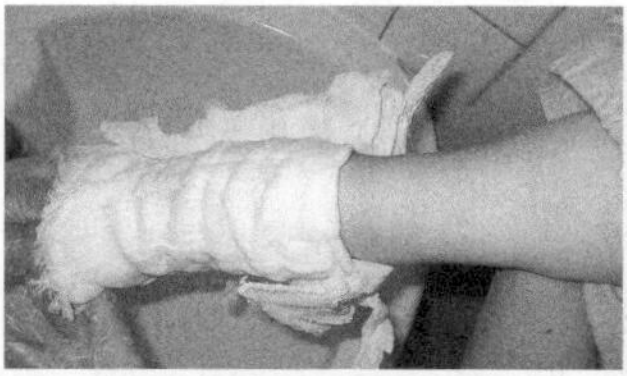
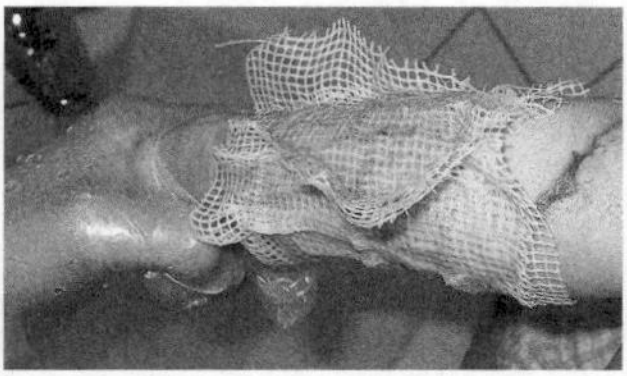
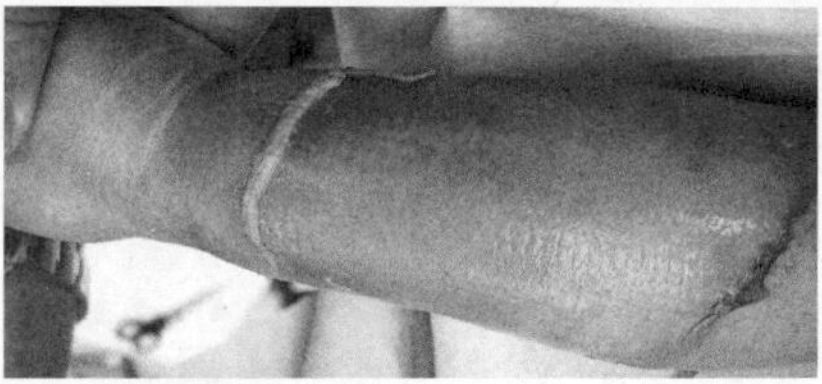
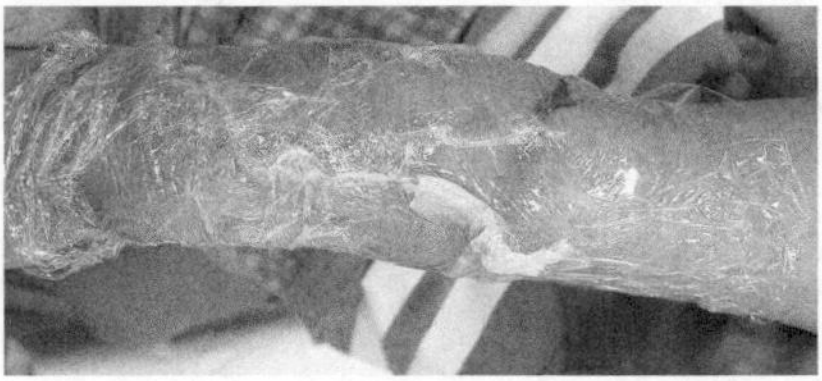
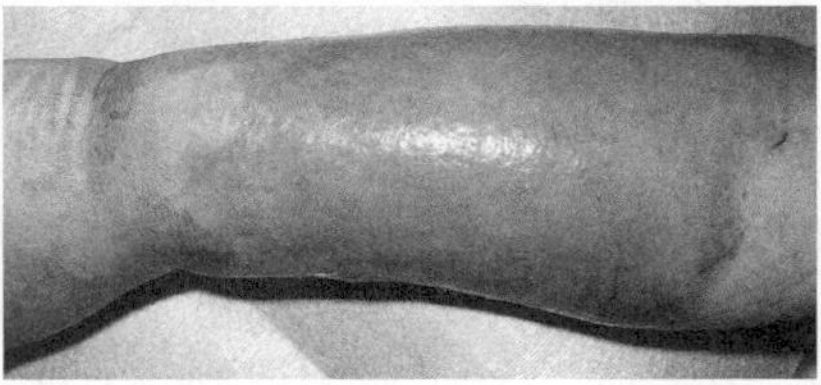
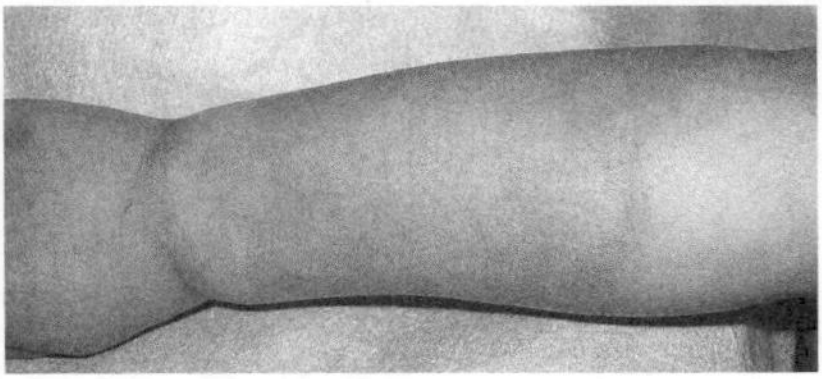

１歳６カ月女児。熱した味噌汁の鍋をひっくり返し、前腕にヤケド。直ちに救急車で某大学病院救急室に搬送される。診察した形成外科医から、「これは植皮をしなければ治らない深いヤケドだ。直ちに入院して植皮をしなければ敗血症を起こして死亡する危険性が高い」と説明を受けた。
この説明に納得ができない両親は、インターネットで熱傷治療について調べ、湿潤治療のことを知り、翌日当科外来を受診した。
受診時、患部にはソフラチュールガーゼが直に当てられ（右上）、その上をゲーベンクリームを塗ったガーゼで覆われていた（左上）。それらを全て除去し（２段目写真）、白色ワセリンを塗布した食品包装用ラップで覆った（３段目）。前日は一晩中泣いていたとのことだったが、治療後直ちに泣き止んだ。
以後は１日１回、ラップを交換し、１週間を経ずして治癒した（４段目写真は４日後、５段目は２週間後）。

治療しかしていません」というようなメールをいただいているし、これらの施設で治療を受けて困っている患者さんからいただく相談メールにも、治療の様子が生々しく書かれている。つまり、熱傷に限っては「大学病院だから安心」ではなく、「大学病院だから危ない」のである。

## 熱傷学会が必要とされなくなる日

では将来、湿潤治療が普及した場合、どんな変化が起こるだろうか。

おそらく、熱傷学会そのものが崩壊するのではないだろうか。何しろ、プラスモイストか食品包装用ラップがあれば、内科医でも小児科医でも精神科医でも熱傷が治療できるのだ。その時点で、熱傷は特殊な外傷ではなく誰でも治療できるものに格下げとなる。そうなったら、若い医者で熱傷専門医を目指すものはいなくなるだろうし、熱傷治療を学ぶために熱傷センターで研修する医師もいなくなるだろう。素人でも治せるものに専門家は要らないのだ。

そもそも医師にとって学会とは何だろうか。それは研究者の交流の場であると同時に、最新の知識に触れる場である。だから医師はわざわざ交通費と参加費を払ってまで学会に参加するのだ。もちろんこれまでなら、熱傷学会も熱傷治療についての最新情報を得る場として機能していた。しかし、もしも湿潤治療が普及してしまったら、熱傷学会に参加する意味がなくなってしまう。なぜなら、熱傷学会に参加しても、旧時代の熱傷治療の知識しか得られないからだ。つまりその時点で、熱傷学会は最新情報の発信機関としての機能を失うと同時に、熱傷専門医を育てるという教育機関としての役割も失ってしまうことになる。

熱傷に限らず、専門医が望むのは、自分が専門としている病気や外傷が特別なものであり続けることだ。特殊な病態だからこそ治療には専門的知識が必要であり、専門的知識を持った専門医が必要とされ、専門医は専門家として尊敬され、学会は専門医の育成をする。つまり、特殊な病態だということを大前提としたシステムである。だから、その前提が崩れたら全てが崩壊するしかないのだ。

「特殊病態だから専門医が必要」というのは正しい。しかし、「専門医がいるから特殊病態である」というのは必ずしも正しくない。特殊病態であれば専門医は必要だが、特殊病態でなくなった時、専門医は不要となるのだ。

かつて虫垂炎は特別な疾患であって、専門知識を持った医師が治療するものだった。おそらく一九世紀から二〇世紀の初めには世界中に虫垂炎関連の学会があり、治療の専門家がいたはずだ。

しかし、今はどこを探しても虫垂炎の専門医はいない。虫垂炎の診断も治療も専門家でなければできないものではなくなったからだ。

将来、熱傷治療にも同じことが起きて不思議はないのだ。

## 12　褥瘡（床ずれ）治療に見るパラダイム

### 褥瘡とは

褥瘡《じよくそう》（いわゆる床ずれ）という病態がある。老衰で寝たきりになった人の背中などにできる傷のことだ。高齢者を自宅介護している人以外は、なかなかお目にかかることはないと思うが、次にこの褥瘡を例にとって、パラダイム構造を検証してみたいと思う。

ちなみに、ここでは褥瘡を俎上《そじよう》にのせるが、たまたま私がよく知っている分野だから取り上げているだけで、実は他の医学分野にも同じような「恥ずかしい間違い」はたくさんあり、この学会に特有の問題でないことは最初におことわりしておく。

### 診断ツール「DESIGN-R」

日本には褥瘡を専門に研究・治療している医師や看護師などが集まって作った学会がある。日本褥瘡学会である。そして、各県などに下部組織として地方会や研究会が置かれていて、褥瘡の診断はどうしたらいいのか、治療はどうしたらいいのか、発生予防には何が有効かを日夜研究している。

この学会では、褥瘡の重傷度を誰でも同じように診断できるようにするための診断ツールを提案している。それがDESIGN-Rであり、「褥瘡治療といえばDESIGN」が褥瘡治療の常識となっている（表９－３）。ちなみにDESIGNとは褥瘡の深さ（Depth）、滲出液の量（Exudate）、褥瘡の大きさ（Size）、炎症の有無（Inflammation）、肉芽《にくげ》の状態（Granulation tissue）、壊死組織の有無（Necrotic tissue）の頭文字をつなげたものである。

表を見るとわかるが、褥瘡の大きさや深さが細かくランキングされていて、それぞれに数字が割り振られている。患者の褥瘡を診察した医師や看護師は各項目を調べて数字を出し、その合計で褥瘡の状態を把握し、治療に利用するわけである。

例えば、滲出液が多量で（６点）、大きさが50で（９点）、局所の感染徴候があって（３点）、良性肉芽がほとんど形成されていなくて（５点）、柔らかい壊死組織が覆っていたら（３点）、６＋９＋３＋５＋３＝26と合計点数を出し、それで評価するわけである。これなら、メジャーさえあれば誰にでも判定できそうだし、数値化しているから極めて科学的に思えてくる。
だが、これは本当に科学的に正しいのだろうか。

### 足していい数字と足してはいけない数字がある

例えば、A君が八冊の本を持っていて、B君は一六ページの本を持っていたとする。この時、8＋16＝24という足し算は成立するだろうか。猫の足が四本でカマキリが五匹いたら、4＋5＝9とできるだろうか。もちろん、こういう足し算はできない。なぜだろうか。それは数字には、お互いに加減乗除のできる数字とできない数字があり、この二つの例は加減乗除できない数字の例なのだ。

ここでさきほどのDESIGN-Rの表を見て欲しい。たとえば、「滲出液が中等量」、「大きさが4未満」、「局所の明らかな感染徴候あり」は全て同じ3点が割り振られているが、一体何が同じなのだろうか。「ポケット4未満」と「固い壊死組織あり」は同じ6点だが、これは同じ点数を割り振るべき状態となぜ言えるのだろうか。あるいは、「大きさ4未満」は3点で「大きさ36以上64未満」は9点だが、後者は前者の三倍悪い状態なのだろうか。何が三倍違っているのだろうか。

| | | |
|---|---|---|
| **Depth　深さ** | | |
| d | 0 | 皮膚損傷・発赤なし |
| | 1 | 持続する発赤 |
| | 2 | 真皮までの損傷 |
| D | 3 | 皮下組織までの損傷 |
| | 4 | 皮下組織を越える損傷 |
| | 5 | 関節腔、体腔に至る損傷 |
| | U | 深さ判定が不能の場合 |
| **Exudate　滲出液** | | |
| e | 0 | なし |
| | 1 | 少量：毎日のドレッシング交換を要しない |
| | 3 | 中等量：1日1回のドレッシング交換を要する |
| E | 6 | 多量：1日2回以上のドレッシング交換を要する |
| **Size　大きさ〔長径(cm)×長径と直交する最大径(cm)〕** | | |
| s | 0 | 皮膚損傷なし |
| | 3 | 4未満 |
| | 6 | 4以上　16未満 |
| | 8 | 16以上　36未満 |
| | 9 | 36以上　64未満 |
| | 12 | 64以上　100未満 |
| S | 15 | 100以上 |
| **Inflammation/Infection　炎症／感染** | | |
| i | 0 | 局所の炎症徴候なし |
| | 1 | 局所の炎症徴候あり(創周囲の発赤、腫脹、熱感、疼痛) |
| I | 3 | 局所の明らかな感染徴候あり(炎症徴候、膿、悪臭など) |
| | 9 | 全身的影響あり(発熱など) |
| **Granulation　肉芽組織** | | |
| g | 0 | 治癒あるいは創が浅いため肉芽形成の評価ができない |
| | 1 | 良性肉芽が創面の90%以上を占める |
| | 3 | 良性肉芽が創面の50%以上90%未満を占める |
| G | 4 | 良性肉芽が創面の10%以上50%未満を占める |
| | 5 | 良性肉芽が創面の10%未満を占める |
| | 6 | 良性肉芽が全く形成されていない |
| **Necrotic tissue　壊死組織** | | |
| n | 0 | 壊死組織なし |
| N | 3 | 柔らかい壊死組織あり |
| | 6 | 硬く厚い密着した壊死組織あり |
| **Pocket　ポケット〔長径(cm)×短径(cm)〕から潰瘍の大きさを差し引いたもの** | | |
| p | 0 | ポケットなし |
| P | 6 | 4未満 |
| | 9 | 4以上16未満 |
| | 12 | 16以上36未満 |
| | 24 | 36以上 |

表9-3　DESIGN−R　褥瘡経過評価用の表　©日本褥瘡学会/2008

要するにDESIGN-Rは、三本と三リットルと三色を、同じ3という数だと考え、同じ数字だから足せると考えてしまったのだ。

加減乗除の対象となる数字は、「二の三倍としての六」とか「三より二大きい五」といった量的な大小関係があり、単位がそろっていなければいけないのだ。それがあるからこそ、「みかん三個とりんご五個を足して八個」という計算が成り立つのだ。逆に、「徒競走で二等賞、マラソンの五等賞を取ったから、合計七等賞」という計算は成立しない。一等賞、二等賞の1、2という数字は順序を表しているものであって、大小を表すものではないからだ。二等賞は一等賞の二倍遅いわけでもなければ、一等賞は三等賞の三倍速い速度で走ったわけでもない。

要するに、DESIGN-Rの数字は、基本的に「四則演算できない数字、四則演算してはいけない数字」なのである。この数字は一等賞や五番目などの順序を表している数字であって、量的な関係を示すものではないのである。

これは例えば、痰《たん》を色で分類して「山吹色は1点、レモン色は2点、緑は3点、白は4点」と点数化したのと同じであり、さらに咳の頻度を「一時間に一回なら1点、三〇分に一回なら2点、一五分に一回なら3点、一〇分に一回なら4点」と点数化して、「痰の色が白で、一五分に一回咳をしているから、合計7点」としたのと同じなのだ。この計算に一体どんな意味があると言うのだろうか。

もちろん意味などありはしない。褥瘡の状態を数値化することで科学的な分析をしたと思い込んでいるだけである。

こんな意味のない足し算をさせ、それで褥瘡の状態を判定しようなどというのは、およそまともな考えではないし、こんなものを公表するのは「自分は数字の意味もわかっていない人間だ」と公表するのと同じではないだろうか。

もしも呼吸器学会で、「痰の色や咳の回数を数値化し、それを足すことで肺炎の重症度判定に使いましょう」と提案したらどうなるだろうか。おそらく、バカも休み休み言え、数字の意味もわからないのか、と嘲笑の的だと思う。

つまりこの診断ツールは、「褥瘡を表面から見えるもので診断できないか、表面から測定できるもので評価できないか」という発想から作られたものである。前述の「痰の色や咳の回数（＝表面から測定できるもの）で肺炎を診断できないか」というのと同じであり、そもそもの発想が手抜きでせこいのである。

同じような間違い計算、恥ずかしい計算はメタボリック症候群の診断基準にも見つかる。

メタボリック症候群の診断基準はインターネットで簡単に見つけられるので、どこがどう間違っているかは読者自身が検証してみて欲しい。

### アメリカの褥瘡治療が正しい……という呪縛

なぜ、日本褥瘡学会はこのような初歩的間違いを犯してしまったのだろうか。

それは「アメリカ褥瘡学会が正しい、アメリカの褥瘡治療が正しい」ということを前提にしているからだ。アメリカの褥瘡学会に同様の診断ツールがあったため、それを日本風にアレンジしてしまったのだ。そもそもアメリカ褥瘡学会が数字の意味を考えもせずに数値化するという間違いを犯し、その間違いを鵜呑《うの》みにして日本に導入した、というのが真相だろう。

三〇年ぐらい前まで、褥瘡と言えば乾燥させて治すのが常識だった（もちろん、褥瘡以外の傷でも常識だったが）。その頃、アメリカを中心に「褥瘡は乾燥させてはいけない」と治療の大転換が起こり、アメリカ褥瘡学会が設立され、新しい治療法の普及に努めていたわけだ。

その頃の日本は褥瘡治療後進国だった。だから先進国アメリカの優れた治療・診断技術を導入することが目的となり、アメリカのものは全て正しいと思い込んで導入したのではないかと思う。そして「アメリカの褥瘡治療こそが正しい」と考えた時点で、思考停止に陥ったのだろう。アメリカのする通りにすること自体が目的となってしまった結果、それらの方法は本当に正しいのかという検証をしなくなってしまったのだと思われる。

## 13　切り傷だから縫合する？

### 切り傷の治療の目標とは何か

何かに額をぶつけてパックリと切れたり、調理中に包丁で指を切ったりすることは結構ある。ちょっと指先を切ったくらいなら問題ないが、傷が大きかったり血がなかなか止まらない場合には病院を受診するだろう。そして外科や整形外科、形成外科などを受診し傷を縫ってもらうはずだ。

この「切り傷（裂傷）だから縫う」というのは当たり前のようだが、実はこういう「当たり前」のところにパラダイムが潜んでいるものだ。実は裂傷は縫合しなくても治せるのである。

裂傷患者さんは何をして欲しくて病院を受診するのだろうか。縫って欲しいから受診するのだろうか。実は違うと思う。患者さんの希望は次の三点のはずだ。

①痛みを止めて欲しい

②出血を止めて欲しい
③きれいに傷を治して欲しい

この中で最も差し迫った要求は①の痛みと②の出血である。③のきれいに治して欲しいという希望が出てくるのは①と②が落ち着いてからだ。何しろ裂傷は痛くて血が出ているのだ。とにかくこの痛みと出血を何とかしてくれ、と受診しているはずだ。

しかし、裂傷を見た医師は即座に「縫いましょう、縫わないと治りません」と告げるはずだ。これはどこかおかしくないだろうか。

実は、「痛みと出血を止める」には幾つか手段があり、傷の縫合はその幾つかある手段の一つに過ぎないのである。例えば、止血力のある創傷被覆材を貼るだけでも痛みと出血は止まるし、圧迫して出血を止め、それから絆創膏で傷口を寄せるだけできれいに治るのだ（筆者のインターネットサイトに治療例を多数掲載しているので、ご参照いただきたい）。

このような理由から、筆者は小児の顔面などの裂傷はほとんどテーピングのみで治療している。押さえつけて泣かせてまで傷を縫合する必要がないし、テーピングで治した方が小児の患者さんのメリットになると考えているからだ。

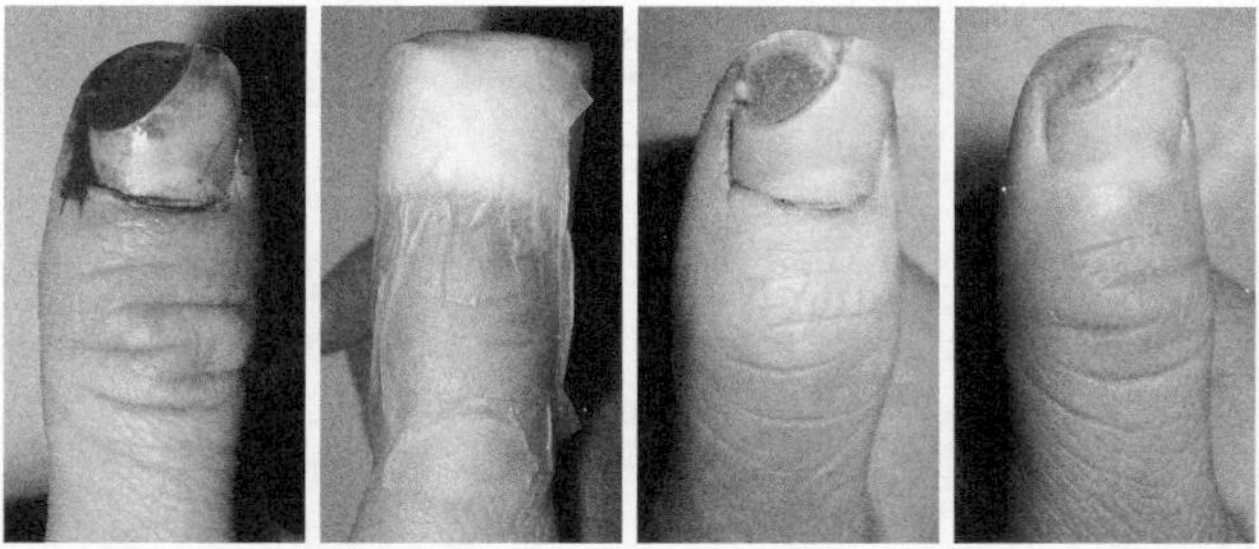

32歳女性。調理中に右親指を切り、直ちに当科を受診した（写真左）。アルギン酸塩被覆材を貼付し止血（左から2番目）、翌日（同3番目）からはハイドロコロイド被覆材で治療。右の写真は12日後の傷の様子。

**形成外科医が縫った方がきれいだが……「手段の目的化」**

テーピングだけで裂傷が治せる、と講演会で説明すると、決まって「私が縫合した方がもっときれいに治る。縫合できる傷なら縫合すべきだ」と反論してくる医師がいる。それも決まって形成外科医である。形成外科医の仕事の一つは傷をきれいに縫うことであり、そのための技術も持っている。だから、傷は縫うべきだと考えるし、傷を縫うのは当たり前という考えに陥ってしまう。そして、縫合する技術があるのなら、縫合しないのはおかしいと考えてしまう。

このような考え方をする形成外科医の反論のパターンは決まっている。「確かにテーピングでも治るかもしれないが、縫合した方がもっときれいなはずだ。縫合しないのは怠慢ではないか」というものだ。

では、本当に縫合した方がきれいに治るのだろうか。

それほど劇的な差があるのだろうか。実は数カ月後の状態で見ると、その差は非常に小さいのである。形成外科医にしかわからない差しかないのである。

これはラーメン店の味を考えるとよくわかる。非常に不味いラーメン店とグルメ本で紹介されているラーメン店の味の差は誰が食べてもわかる。その差は歴然としているからだ。だが、グルメ本に登場するラーメン店同士の味の差を評価するのは難しい。美味しさの違いがごくわずかしかないからだ。不味いラーメンならちょっと工夫するだけで美味しくなるが、かなり美味しいラーメンをもっと美味しくしようとしたら、工夫の限りを尽くさないといけない。

しかもそれで得られる味の違いは、ラーメン評論家にしかわからないレベルであり、一般人には優劣の差はほとんどわからない。つまり、レベルが低い状態では少しの努力と工夫で劇的な向上が得られるが、頂点に近づくほど、多大な努力と工夫をしても、得られる変化の幅も向上の度合いも小さいのだ。そして、そのわずかな違いを敏感に察知し、その部分に価値を見出すのが専門家という人種なのである。

傷の縫合とテーピングでの「きれいに治る」のレベルの差は、実は素人が見てもわからないのだ。専門家にとっては違いがあるかもしれないが、素人（患者）にとっては見分けがつかないのである。料理が美味いか不味いかを決めるのは客であり、料理人が判定するものではない。同様に、治療の結果がよいか悪いかを判断するのは、客、つまり患者であって、医師ではないのだ。

治療は患者の満足のためにするのであって、医師の満足のためにするのではないはずだ。患者にとって違いがわからないのであれば、痛い思いをさせずに治す方が患者にとって好ましい治療である。形成外科医は「形成外科医が縫合すれば一〇〇点の結果が得られるが、テーピングのきれいさはせいぜい八〇点程度」と考えるが、その違いは傍目《はため》から見て、微々たる違いでしかないのである。

おまけに形成外科医の数は多くない。平成一八年の厚生労働省の統計によると、全国で一九〇〇〇人ちょっとだ。つまり、一県当たり四〇人平均であるが、実際は形成外科医は都市部に集中しているため、地方の病院には形成外科がないことの方がむしろ多い。「形成外科医が縫合した方がきれい」というのは事実としても、その恩恵にあずかれるのは、膨大な数のケガ人のうちごく少数なのである。

そうであれば、一九〇〇〇人ほどの専門家が完璧な治療をするより、毎年生まれる八〇〇〇人近い新人医師が、八〇点のケガの治療ができるように教育した方がいいに決まっている。

素人にはわからないようなわずかな違いを得るために、全精力を傾けるのが専門家であり、専門家はその努力を怠《おこた》ってはいけない。しかしだからと言って、その「努力」を患者に押し付けるのは本末転倒であり、医師の自己満足に過ぎないのだ。

繰り返すが、縫合は治療の一手段であり、縫合することが治療の目的ではない。しかし、なまじ高度な縫合技術を持ってしまうと、自分の持っている技術を発揮することが治療の目的に置き換わってしまう。これを私は「手段の目的化」と呼んでいる。

# 第10章　皮膚と傷と細菌の絶妙な関係

## 1　灯台下暗し――体の内部よりも表面の方が未知の世界!?

「灯台下暗《もとくら》し」ということわざがある。明るく遠くまで照らす灯台の真下は暗いことから、身近な事情はかえってわかりにくいというたとえである。医学も例外でなく、人体のあらゆる仕組みや病気について事細かに解明されているように見えて、実は皮膚という一番目に付きやすい臓器についての正しい知識は、医師の間でも案外普及していないのである。体の奥底の臓器についてはよくわかっているのに、誰でも手に触れることができる皮膚についてあまりよく知られていないのだから、まさに灯台下暗しである。

その最たるものが皮膚常在菌の存在であり、皮膚と皮膚常在菌の相互作用である。そしてこれは、皮膚の健康や美容など、さまざまな問題に密接に関わっているのである。

もちろん、皮膚科学の教科書には「皮膚には皮膚常在菌が存在する」とは書かれているのだが、それ以上のことは書かれていない。だから、一〇年前の私は、「常在菌」と聞いても手に付いたばい菌くらいに思っていた。これは他の医師も同じだと思う。

ところが、皮膚と皮膚常在菌の関係は切っても切れないものなのだ。人間は常在菌なしには生きていけないし、皮膚常在菌も人間の皮膚の上でなければ生存できない生物なのだ。皮膚と皮膚常在菌は常にワンセットなのである。これらのことについて、少しずつ説明していこうと思う。

## 2　細菌との共生

### 生物を分類したい

人間が地上に誕生して以来、他の動物や植物のことは常に関心の的だった。最初は、食べられる植物はどれか、飼い馴らせる動物は何か、という実用的興味から始まり、やがて、大航海時代が始まり新しい世界から次々に新種の動植物発見が相次いだこともあり、この世にはどのくらいの種類の動物がいるのか、どんな植物が生えているのか、を集大成しようという学問が誕生した。博物学であり生物学である。

その学問では、「同じ種類の動植物に名前をつけ」、「似ているもの同士を小グループにまとめ」、「似ている小グループをまとめて中グループにし」、「中グループ同士で似ているものをまとめて大グループにする」という作業が行われ、太い幹から細い幹に分かれ、それがさらに枝に分かれていく「樹形図」としてまとめられた。

例えば「白い広い羽を持つ六本足の虫」にモンシロチョウという名前をつけ、モンシロチョウとアサギマダラは形と習性が似通っているのでそれらに蝶という名前をつけてまとめ、蝶と蛾《が》は似ているために鱗翅目《りんしもく》としてまとめ、鱗翅目と鞘翅目《しょうしもく》（カブトムシ、クワガタムシなど）と直翅目《ちょくしもく》（バッタやキリギリスなど）は体の基本構造が同じなので昆虫綱としてまとめられ、さらに昆虫綱（正確には六脚亜門昆虫綱）とエビやカニなどの甲殻類（正確には甲殻亜門軟甲綱）はともに節足動物門という大グループにまとめられたのだ。

そうなると、樹形図の最も根元に近い最上位グループ（これを「界」という）は何か、という議論も起こり、その結果、例えば「モネラ界、原生生物界、植物界、菌界、動物界」という五つの界があるとする説（これを五界説という）が提案されたり、六界説や八界説なども提案され、この世の生きとし生けるものの全体像を掴《つか》もうとされてきたのである。

ちなみに現在最も新しい説では、界の上にさらにドメインという最上位のグループを置き、真正細菌、古細菌、真核生物の三つのドメインに分け、真核生物ドメインの下に植物や真菌や動物の「界」が置かれている。

### ビアトリクス・ポターの悲劇

このようにして、細菌は独立した生物群であることが認められたが、それでもまだなお細菌は「植物や動物に病気を起こす厄介者《やっかいもの》であり、動植物の敵」というのが、二〇世紀初頭までの生物学者の常識だった。もちろんパスツールの強大な影響の結果である。

それに異を唱えたのが、植物学者のジーモン・シュヴェンデナーだった。彼は地衣類（岩や木の幹の表面を覆っているボロ布のような地味な生物）を研究し、一八六九年にそれが細菌と藻類（＝植物）が同盟関係を結んで生きている生物であり、藻類は細菌に栄養を与えていて「共生関係にある」と主張した。

しかし、当時の生物学界では、細菌と植物は別物、と言うのが常識であったため、生物学者たちは激しく反発し、シュヴェンデナーの説を、「根拠のないたわ言、妄想」として片付けようとした。

この問題に一人の若い女性科学者が果敢に挑んでいく。ビアトリクス・ポター（一八六六～一九四三）である。ちなみに彼女は、後に夢のように美しい絵本を出版し、ベストセラー作家となった。それがあの「ピーター・ラビット」シリーズである。

ビアトリクスは裕福な上流階級に育ち、莫大な財産を親から受け継ぎ優雅な日々を送っていた。彼女には鋭い観察眼と生物を正確無比に描く天賦《てんぷ》の才能があり、生物の面白さに惹《ひ》かれていく。やがて彼女は生物学に本格的な興味を持つようになる。

彼女が取り組んだのは地衣類だった。そして彼女はシュヴェンデナーの考えが正しいことを確信し、それを証明する詳細なスケッチを作成し、論文をリンネ協会に提出する。

しかし、リンネ協会は論文執筆者が女性だという理由で門前払いし、公開ミーティングへの出席の機会すら与えなかった。当時のビクトリア朝のイギリスでは、上流階級の子女が職業につくのはとんでもないことであり、女性が科学を学ぶのは言語道断だったのだ。女性であるがゆえに科学の道を閉ざされたビアトリクスは深く絶望し、心血を注いで描いたスケッチを封印し、その後、生物学の世界に戻ることはなかった。彼女の最初の絵本は一九〇二年に出版されるが、かわいい動物たちの背景に描かれた木や岩は、精緻《せいち》に描かれた豪奢《ごうしゃ》な地衣類で飾られていたという。

ちなみに、ケンブリッジ大学のキングス・カレッジでは一九六〇年代まで、オックスフォード大学のカレッジでは一九七〇年代まで、女性がカレッジ内の談話室に入ることは認められなかった。

時はくだって一九九七年、リンネ協会はビアトリクスのためのミーティングを開催し、彼女を不当に処遇したことを公式に謝罪した。それは彼女が英国科学界から拒絶されたあの日から、一〇〇年後のことだった。

## 細菌・微生物との共生――ホモサピエンスという単独生物はいない

しかし、イギリス生物学界がビアトリクスを拒絶した同じ時期、細菌と他の生物との共生関係が発見され始め、やがて、細菌との共生は生物界に普遍的に存在する現象であることがわかってきた。

例えば、熱帯のサンゴ礁で巨大なシャコガイが育つ秘密も共生が握っていた。南の海は実は栄養に乏しく（プランクトンが少ないから透明度が高い）、海水や泥の栄養を利用するだけでは貝はせいぜいアサリのサイズにしかなれないはずである。それなのになぜ、一メートルを超えるシャコガイがいるのだろうか。

実は、あの巨大な貝は自前で栄養を摂っているのではなく、体内に住まわせている光合成渦鞭毛藻類《うずべんもうそうるい》（これは細菌ではなく藻類だが）が光合成で生み出したエネルギーの一部をいただいていたのだ。だからあれほど大きくなれたのだ。そのためシャコガイは、太陽の移動に合わせて口を開ける角度を調節していたのである。

一方の共生渦鞭毛藻類にしても、エネルギーを取られっぱなしというわけではなく、貝の体内という安定した環境で暮らせるというメリットを享受している。まさにギブ・アンド・テイクである。

海面下数百メートルの深海底には、地殻プレートの境界からマグマが上昇し、熱せられた水が噴出している場所がある。熱水噴出孔である。光も届かない深海底、しかも数百気圧、高濃度の硫化水素を含む三〇〇℃の熱水が噴出するという、凄《すさ》まじい環境だが、この噴出孔周囲にはチューブワームやシロウリガイなどの生物が高密度で棲息《せいそく》しているのだ。

チューブワームは長さ二メートルにも達する「チューブの中に入った巨大なミミズ」のような形をした生物だが、実は口も肛門も腸もない。チューブワームは体内に硫黄酸化細菌を共生させていて、この体内の細菌に硫化水素を含む海水を送り、共生細菌は硫化水素を分解してエネルギーを得ると同時に有機物も作り出し、チューブワームはこの有機物を利用することで生きているのである。

牛や馬が草という低カロリー食物しか食べていないのに、あれほどの巨体を維持できている理由も同様に説明できる。例えば牛は四つの胃（ちなみに焼肉店ではそれを順にミノ、ハチノス、センマイ、ギアラと呼んでいる）を持っていて、それぞれに常在菌が生息している。牛が食べた牧草や干草は口で咀嚼《そしやく》されて第一、第二の胃に移動し、液体成分と固形成分に分けられる。液体成分は常在菌が分解してブドウ糖を作り出し、残りは第三の胃に送られる。一方、固形成分は口に戻されて反芻《はんすう》され、繊維質（セルロース）は細かく砕かれて第三の胃に送られ、常在菌がそれを分解して牛が吸収できる物質に変えるとともに、アミノ酸やビタミンも付加し、第四の胃で吸収されて牛の栄養になるのだ。こうすることで、栄養分に乏しい牧草だけでも数百キロ（時には一トンを超す）の体に成長できるのだ。

したがって、胃の常在菌がいない牛は、いくら牧草を食べても栄養として吸収できずに餓死するしかない。常在菌のいない牛は生存できず、常在菌も牛の胃以外では生きていけないのである。牛の胃の常在菌にとって牛は発酵漕《はっこうそう》であり、牛にとって常在菌は食料生産工場である。つまり、どちらが主でどちらが従という関係ではないのだ。

要するに、牛は単独では生きていけないのだ。牛という単独の生物種は地球には存在しないのである。

このような関係は地球上のあらゆる動物、植物にも見られるものだ。植物のタネの発芽には特定の細菌が必要だし、植物が根から栄養を吸収する際にも細菌の協力が必要だ。シロアリが木材を食べて栄養にできるのも腸内常在菌あってのことだし、人間が腸から吸収している栄養分のかなりの部分は、腸管常在菌が作ったものだ。

要するに、馬もホタルもケヤキもシイタケも単独で生きているわけではなく、共生常在菌と一緒になって初めて生きていける。その意味で、馬やシイタケという単独生物種は存在しないことになる。そしてもちろん、ホモサピエンスという単独生物種も存在しないのである。

## 3　人間、至るところに常在菌あり

そして、このような常在菌は人体のさまざまな部位でも発見された。例えば腸管には莫大な数の腸管常在菌がいるし（人体の全細胞数より腸管常在菌の数の方が多い）、口腔内には膨大な数の口腔常在菌が棲息している。同様に、女性の膣にはデーダーライン桿菌《かんきん》という乳酸桿菌が定着しているし、皮膚には皮膚常在菌が生息している。

要するに、外界に接触する部分には必ず常在菌が棲み着いていて、病原菌侵入を防いでいるのである。そして宿主にとって、このような常在菌を定着させるという戦略は、後述するように最も有効な生き残り戦略でもあったのだ。

ちなみに、人間や動物の皮膚から検出される細菌は皮膚常在菌だけではなく、その他の細菌が見つかることがある。これらの細菌を「通過菌」と呼び、その一部の細菌が人間にとって病原性を持つ病原菌である。

常在菌と通過菌の主な違いは次の通りである。

①皮膚常在菌

・皮膚が唯一の生活の場

・皮脂（毛穴から分泌される脂分）を唯一の栄養源とする

②通過菌

・皮膚は本来の生活の場でなく、一時的に付着しただけ

・皮脂を栄養源として利用できない

| | *Propionibacterium* 属（皮膚常在菌） | 黄色ブドウ球菌（通過菌） |
|---|---|---|
| 栄養源 | 皮脂のみ | 皮脂は利用できない |
| 皮脂があると… | 増殖が早くなる | 増殖がストップする |
| 生存に至適なpH | 弱酸性 | 中性 |
| 酸素を必要とするか | 嫌気性菌 | 好気性菌 |

表10-1　皮膚常在菌と通過菌の違い

要するに、「皮膚についている細菌」といっても、もともとそこで暮らしている細菌と、たまたま皮膚にくっついただけの細菌がいて、表に示すように両者は全く異なった生物なのである（表10－1）。この違いが、後の「皮膚の傷と細菌」の問題を考える上で重要になる。

## 4　閉鎖空間で生きる術《すべ》

常在菌とは、外の世界から完全に隔絶された島に住む住民のようなものだ。外の世界から食料などが入ることはなく、その島の中で自給自足をしなければ生きていけない。島で得られる水で喉《のど》を潤し、島で見つけた植物と動物を食べ、島に生えている木で住居を作るしかない。

こういう島で可能な限り多くの人間が末永く暮らすためには、お互いに遠慮し合い、融通し合い、我慢し合って生きていくしかない。島で得られる資源（植物や動物や木や水）が有限である以上、それらの消費は再生可能な範囲に制限せざるを得ないからだ。肉の美味な動物がいたからといってそれを狩り尽くしてしまったら、その動物は絶滅して貴重な食料を失うことになる。さらに、一種類の動物が姿を消せば島の生態系が崩れてしまい、動物種の構成や植物の植生が変化し、その結果として人の住めない島になってしまう危険性がある。

こういう島では、一人一人がそれぞれ自分の食料や水を探し、衣服を作り、家を作るのは効率が悪い。一人一人ばらばらでは水の量や木の量が把握できず、どのくらいまで水が飲めるのか、どのくらい木を切ってもいいのかという調整ができないからだ。だから、資源を管理して配分する役割の人間が必要になってくる。

また、個人の能力は同じではないため、果実採取が得意な人には木登りに専念してもらい、服を作るのが得意な人には服作りに専念してもらった方が効率がいい。そのためには、色々な能力を持った人間が混在している集団の方が有利だし、好みも多種多様であった方がいい。例えば、果肉は好きだが皮は食べない人と、皮は好きだが果肉は苦手という人がいれば、二人の間で果実を理想的な形で共有できるのだ。

つまり、限られた空間で複数の人間が生きるためには、食料や資材使用のネットワークが不可欠であり、コミュニティのルールを皆で守ることが必要なのだ。

こういう島ではよそ者が入ってくるのが一番危険だ。皆で作り上げた自給自足のルールを知らないために、勝手に食料を食い尽くしかねないからだ。

では、こういう歓迎されざるよそ者が入り込まないようにするにはどうしたらいいのか。それには、本来の住民以外が生活できないような環境にすればいい。住民たちには美味しい果物だが、よそ者には毒になる成分が含まれていれば、よそ者が入り込んだとしてもその島では定住できず、やがて消えていく。

だからこそ、このような「自分たちには食料だが、よそ者には毒」の果物が生えている島の環境が壊れないように、大切に維持する必要があるのだ。

## 5　皮膚常在菌の生き方

皮膚常在菌とは、このような絶海の孤島（＝皮膚）の住民である。島の住民にとって島が唯一の生活の場であり、島で得られる食料しかないのと同様、皮膚常在菌にとって唯一生存できるのは皮膚という場所のみであり、生存のために必要なエネルギー源は皮膚の上にあるものに限られている。そのために、皮膚という環境に適応した仲間たちと一緒に皮膚に棲み着き、皮膚から分泌されるものなどを分け合い、融通し合って生きているわけだ。

皮膚常在菌が栄養源とするのは皮脂、つまり皮脂腺という毛穴にある組織から分泌される物質で、その成分はグリセリド、遊離脂肪酸類などである。これを*Propionibacterium*属の細菌(皮膚常在菌で最も数が多いグループ。アクネ菌などが含まれる)がエネルギー源として利用し、その結果、オレイン酸やパルミチン酸などの脂肪酸が分解産物として残される。すると、そのオレイン酸をまた別の皮膚常在菌が利用してプロピオン酸を放出し、それをまた別の常在菌が利用して……という、皮脂とその分解産物の利用ネットワークができているのだ。つまり、人間の皮膚から分泌される皮脂の徹底利用であり、それにより多種類の皮膚常在菌が生きているわけである。つまり皮膚は多種多様な皮膚常在菌が生活する生態系なのである。

皮膚常在菌の大きさは一ミクロン前後、つまり一メートルの一〇〇万分の一であり、細菌に比べると人間はおおよそ一〇〇万倍大きいことになる。では、人間の身長の一〇〇万倍とはどのくらいの大きさになるかというと、一五〇万～二〇〇万メートル、つまり一五〇〇～二〇〇〇キロメートルだ。この数字は日本列島の北海道から九州までの距離、あるいはマダ

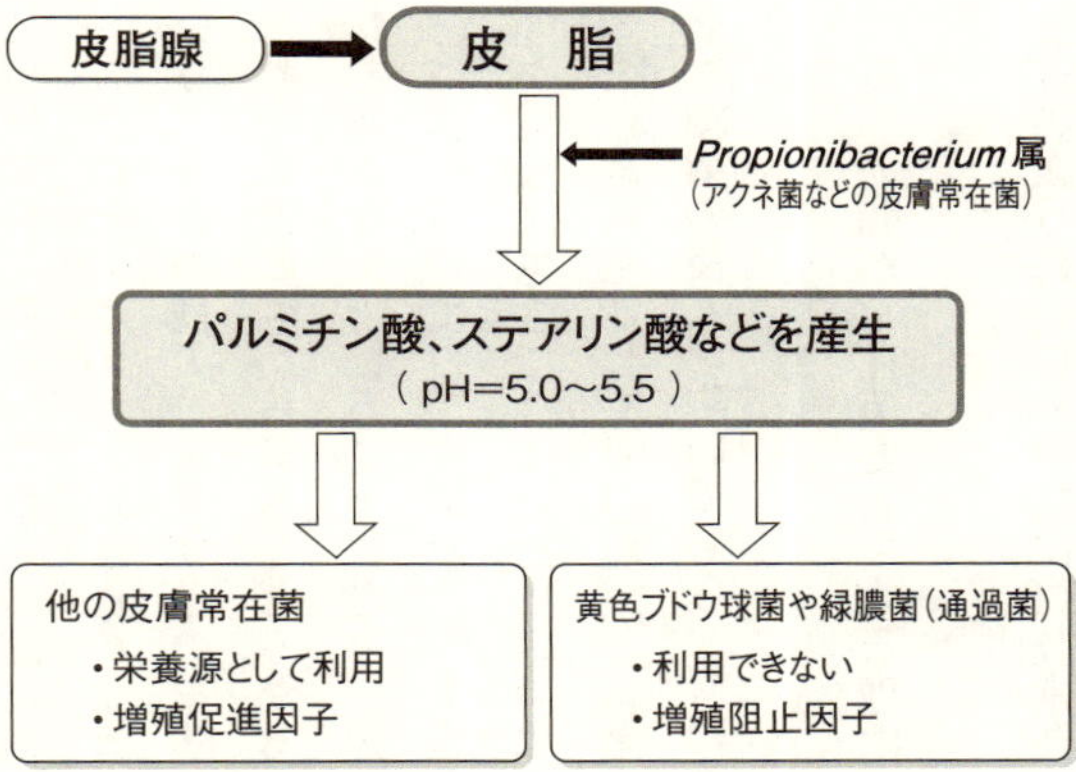


図10-1　皮脂と分解産物の利用ネットワーク

ガスカル島のサイズ（長さ一五七〇キロメートル）である。

これは何を意味するか。皮膚常在菌にとっての人体は、人間にとっての日本列島やマダガスカル島と同じなのだ。皮膚常在菌が皮膚で暮らすという意味が実感できるはずだ。

さらに、皮脂自体に含まれる酸性物質と上記のさまざまな脂肪酸が、皮膚を弱酸性に保っている。上記の脂肪酸がいずれもpH五・〇から五・五の酸性物質だからだ。この弱酸性という環境は、皮膚常在菌にとっては最も増殖しやすいが、黄色ブドウ球菌や緑膿菌などの通過菌はpH七前後の中性環境で生活する細菌であり、酸性の皮膚では増殖できないのだ。

さらに、これらの通過菌にとっては弱酸性だけでも難物なのに、オレイン酸やステアリン酸は毒性物質であり、これらの酸に触れると増殖がストップしてしまう。つまり、通過菌にとって皮膚というのは、地雷原のようなものなのだ。皮膚常在菌群は協力し合って、通過菌というよそ者が侵入・定着するのを防いでいるのである（図10－1）。

これを人間の側から見るとどうなるか。皮膚常在菌がいる限り、皮膚から病原菌などが入り込む隙がないということになり、皮膚常在菌が病原菌から人間を守ってくれているということになる。つまり、皮膚という生態系が守られ、そこで皮膚常在菌が生息していることは、人間が健康に生きていくために絶対に必要なことなのだ。だからこそ人間は、皮膚常在菌にとって最高に生活しやすい環境とエネルギー源を提供して定着してもらい、その見返りとして他の細菌の侵入を防いでもらっているのだ。まさに、ギブ・アンド・テイクの関係といえる。

## 6　人間が常在菌と共生する理由

前述のように、口の中には口腔常在菌、腸管には腸管常在菌が、細菌叢《さいきんそう》（細菌のコロニーのこと）を作って生きていて、そこから細菌が体の中に入るのを防いでいる。これらの部位は常に外界に接している関所であるため、常在菌たちが力を合わせて病原菌などの侵入を防いでいるのだ。ではなぜ人間は、関所に常在菌を棲《す》まわせて身を守るという戦略を選択したのだろうか。理由は簡単で、皮膚常在菌と協定を結んだ方が生存に有利だからだ。

細菌という生物は地球上のいかなる場所にもいる。地下五〇〇〇メートルの岩石中にも、南極の厚さ数百メートルの氷の中にも、深海底で硫化水素を含む熱水が噴出する場所でも莫大な数の細菌が見つかっていて、彼らはそこを生活の場としている。およそ、細菌に棲めないところはないといっていい。

おまけに、あらゆる物を分解し、濃硫酸、アンモニア、有機水銀、パラチオンのような猛毒の農薬、除草剤、ヒ素、青酸ナトリウム、メラミン、ダイオキシン、トルエン、ＰＣＢでさえも分解してしまうのだ。つまり代謝系路を進化させることで生存できる場を次々に広げるのが細菌の戦略であり、その結果として地球は細菌の王国となったのだ。

細菌は地球の先住民で、植物や動物などは後から細菌だらけの世界に入り込んだことになる。細菌にとっては動植物は、新たにできた生活の場となる。熱水中や岩石の中で増殖できるのだから、生物の体表面や体内で生活する細菌が登場するのは時間の問題なのだ。

だから動植物は、そういう細菌の侵略に対抗する防衛システムを獲得した。免疫システムである。だが、免疫システムだけで細菌の侵略を防ぐのにはそれ相応のエネルギーが必要になる。

例えば皮膚からの細菌侵入を免疫システムだけで防ごうとすると、細菌がいつ入ってくるかわからないため、すべての皮膚に張り付いた免疫細胞が二四時間スクランブル体制を三六五日続けなければいけないし、皮膚のいたるところで、侵入してくる細菌との戦闘が起こることになる。当然、細菌との戦いで死んだ細胞や壊れた組織の修復も必要になり、莫大なエネルギーが必要だ。その結果、移動や捕食や消化に回せるエネルギーは減少し、体の成長も遅くなる。つまり、国家予算の大半を軍事につぎ込んで食糧生産や産業に回す金のない軍事独裁国家のようなものだ。

では、皮膚に常在菌を棲まわせて彼らに病原菌侵入を防いでもらうという戦略はどうか。この場合、人間側は皮膚を住処《すみか》として提供するだけでよく、常在菌たちは毛穴から出る皮脂や老廃物を栄養源として勝手に増えてくれる。老廃物を取り込んでは増え、老廃物を利用して病原菌が嫌う物質をせっせと作ってくれるのだから、人間は細菌侵略にほとんどエネルギーを使わずに済み、余ったエネルギーは体の成長なり活動に振り分けることができる。これは極めて安上がりな防衛システムといえる。

要するに、すべての細菌を敵とみなすと、国家予算の大半を軍事費に費やさざるを得ないが、一部の細菌を常在菌として味方につければ、軍事費は最小限で済むのである。どちらが戦略的に正しいかは、議論するまでもないだろう。

実際、全ての植物や動物は細菌との共生関係を持っているが、これは共生という戦略が最善の生き残りの方法だったことを証明している。共生という戦略を選ばなかった生物は生命維持に使えるエネルギーが十分にないため、共生戦略を採用した生物との生存競争に勝てないのだ。

だからこそ、皮膚だけでなく口腔や尿道や膣などに常在菌叢（常在菌のコロニー）があることは理に適《かな》っているのだ。これらの場所は常に外界に接しており、病原菌の侵入の危険のある場所である。だから常在菌に定着してもらい、常在菌に最善の生育環境を提供することと引き替えに、病原菌の侵入を防いでもらっているのだ。

## 7　人体の一部としての常在菌

これらのことからわかるのは、人間にとってもその他の動物にとっても、皮膚常在菌は細菌感染に対する防衛システムの一部だということである。つまり、食べ物の消化・吸収システムや運動システムと同様の、「体の防衛システム」を構成する要素なのである。人間の生存に肝臓や血管や骨が必要なように、皮膚常在菌なしでは人間は生存できないのである。細菌の王国である地球で生きていくためには、「細菌をもって細菌を制す」戦略しか選択肢がなく、皮膚は皮膚常在菌とワンセットで初めて皮膚として機能しているのだ。

前に「皮膚常在菌は毛穴の中にいるため、消毒していなくなったように見えてもまた出現する」と書いたが、これは実は「皮膚から常在菌が消えてしまっては困るから、表面の細菌が洗い流されても大丈夫なように毛穴という保険をかけた」という解釈が多分正しいのだ。つまり、「毛穴の奥にまで細菌が生息している」のでなく、「毛穴で常在菌を大切に守っている」のである。皮膚常在菌なしには皮膚からの病原菌侵入を防げないから、生半可なことでは常在菌が消えたりしないように、「常在菌避難所兼供給源」として毛穴という保険をかけておいたのではないだろうか。

いずれにしても、人間側が敢えて皮膚を常在菌に棲みにくくしない限り、皮膚常在菌のおかげで人間は「皮膚から侵入する細菌」のことは考えなくて済むのである。

また、皮膚常在菌にとっては、宿主である人間が病気になったり死んだりするのは、絶対に避けたい状況だ。自分の住処がなくなり、それは自分の首を絞める結果になるからだ。だから、皮膚常在菌は基本的に人間に病気を起こすことはない。言ってみれば皮膚常在菌にとって人間は「身内」であり、人間にとっても常在菌は「身内」なのである。

しかしまた、子宮内の胎児の皮膚や腸管が無菌であることは確認されている。常在菌は自然環境では生活していない細菌である。では、常在菌はどこからやってきて人間の皮膚や腸管に棲み着くのだろうか。

胎児が一番はじめに細菌に触れるのはいつかというと、出産時に破水して母体の膣内から乳酸桿菌が子宮内に入り込んだその時である。その後、産道（膣）、外陰部の常在菌に触れ、大腸菌や腸球菌を飲み込む（出産時に排便があればそれが付着して入る）。そして産後、乳首を口に含み母乳を飲む際には、乳管内に棲息している乳酸菌を一緒に飲み込む。これらの菌が、新生児腸管の最初の常在菌となるのだ。実際、出生後数時間で最初の腸管常在菌が定着し始めることが確認されている。

新生児の皮膚の常在菌については、まだよくわかっていないことが多いのだが、母親の手や胸に抱かれることで、母から子へ「常在菌のおすそ分け」が行われ、それが皮膚に定着すると考えられている。新生児を母親が抱っこするという行為には、どうやらそういう意味もあるらしいのだ。つまり、生まれたばかりの新生児を待ちかまえるさまざまな細菌が皮膚に定着してしまう前に、母親の皮膚常在菌を分け与えて棲息・定着してもらうしかないのだ。

最近では、生まれたばかりの赤ちゃんを母親の素肌の胸に抱っこさせるカンガルーケアという育児法が広まっている。以前であれば出産後の新生児は、いろいろな処置をするために母親から引き離して保育器に入れていたのだが、カンガルーケアでは未熟児でも帝王切開後でも、まずすぐに抱っこさせるのだ。これにはさまざまなメリットがあることがわかっているが、新生児の皮膚にいち早く皮膚常在菌叢を作って新生児を守るという点からみても、きわめて理に適っているのである。「未熟児、低出生体重児だからばい菌が付かないように無菌の保育器に」ではなく、「未熟児、低出生体重児だからこそ、一刻も早く母親の皮膚常在菌に接触させて細菌のおすそ分けをして守ってもらう」ことが重要なのだ。

## 8　手の洗い過ぎに注意

このような事実をもとに、「手（皮膚）を洗う」、「皮膚を消毒する」という行為を考え直してみよう。皮膚で生活する常在菌の側からすると、どういうことになるのだろうか。

皮膚常在菌は前述のように、皮脂とその分解産物を唯一の栄養源とし、弱酸性の皮膚で生息する嫌気性《けんきせい》細菌（＝酸素に触れると増殖がストップする）である。つまり、皮脂がなければエネルギー不足で増殖できなくなり、皮脂に含まれるワックス成分に包まれていないと酸素に触れてしまって増殖がストップしてしまう生物だ。

つまり、皮膚常在菌は皮膚にいるから安泰というわけではなく、皮脂が常に供給されていなければ生きていけないのだ。だから皮膚がその条件を満たせなくなれば、常在菌が正常に増殖できる皮膚ではなくなり、その他の細菌が生息し始める。

このことからわかるように、手が汚れるたびに洗うという程度なら全く問題はないが、何かに触れるたびに神経質に石鹸や消毒薬で手を洗うのは考えものだ。石鹸や消毒薬に含まれる界面活性剤が、皮脂を洗い落としてしまうからだ。もちろん、それでも毛穴から皮脂は常に分泌されるから、ふつうなら問題ないが、皮脂の分泌を上回る頻度で洗っていれば、やがて皮膚は次第に皮脂を失って乾燥し、皮膚常在菌が生存できない皮膚になってしまう。

皮膚を洗い過ぎたり頻回に消毒すると手の皮膚が荒れてくるが、これは皮膚常在菌の棲めない皮膚になってしまい、病原菌の侵入を防ぐ砦《とりで》の一角が崩れたことを意味する。もちろん、細菌がここを見逃すはずがなく、傷ついた皮膚は複数の細菌の生存競争の場になる。そして、創面の物理的、化学的条件に最も適応し、最も分裂の速い細菌が創面を埋め尽くしてコロニーを作ることになる。

## 9　黄色ブドウ球菌参上！

ここで、皮膚常在菌と、皮膚通過菌の代表としての黄色ブドウ球菌について比較してみよう（前出の209ページ表10－1）。

皮膚常在菌とは「酸素がなくて弱酸性」の条件で繁殖し、一方の黄色ブドウ球菌は「酸素があって中性」の環境で繁殖することがわかる。皮膚の傷は空気に晒《さら》され、さらにpH七・四の滲出液が常に分泌されている。これはまさに「酸素があって中性」環境であり、黄色ブドウ球菌に絶好の条件となる。

そして実際に、傷口の菌を培養するとかなりの確率で黄色ブドウ球菌が検出されるのだ。「傷のある手で食品に触れてはいけない」というのは調理師の常識だが、その理由はここにある。黄色ブドウ球菌は食中毒の原因となる毒素を産生するからだ。

ではこの黄色ブドウ球菌はどこからやってきたのか。これは外界からではなく、自分の体からである。黄色ブドウ球菌は皮膚常在菌ではないが、腋の下や会陰部《えいんぶ》、頭皮、鼻腔などから日常的に検出される細菌だからだ。これらの場所は汗などで常に湿っているため、皮膚のpHが中性に傾きやすく、黄色ブドウ球菌が生存できる条件になっている。皮膚に傷ができると、手に付いたこれらの黄色ブドウ球菌が患部に運ばれて、黄色ブドウ球菌のコロニーができるのだ。

だからといって恐れる必要はない。いかに黄色ブドウ球菌といっても、感染源となるものがなければ傷を化膿させることはなく、傷が治ってしまえば元の皮膚（＝皮膚常在菌しか生存できない）に戻り、黄色ブドウ球菌は駆逐されるからだ。

もちろん、黄色ブドウ球菌は無害な菌ではなく、食中毒の原因になったり傷を化膿させたりする。乳幼児のトビヒ（伝染性膿痂疹）の原因もこの細菌だし、ごくまれに乳児に劇症型の感染を起こして命を奪うこともある。しかしそれでも、A群レンサ球菌（いわゆる人食いバクテリア）などに比べたらまだおとなしいものである。それなら、人食いバクテリアのような凶暴な細菌が侵入してくる前に、比較的おとなしい黄色ブドウ球菌に先にコロニーを作ってもらった方が安全である。

黄色ブドウ球菌は皮膚常在菌のように全く無害というわけでなく、時々悪さはするが、それでも凶暴な細菌の侵入を邪魔してくれるならそちらの方がいいわけだ。まさに毒をもって毒を制すである。ベストではないがベターな選択なのである。

## 10 耐性ブドウ球菌（ＭＲＳＡ）について――実はひ弱なＭＲＳＡ

黄色ブドウ球菌について考える時に避けて通れないのが、耐性ブドウ球菌（ＭＲＳＡ）、つまり抗生物質が効かない黄色ブドウ球菌である。医療現場では二〇年ほど前から大きな問題になってきた細菌だ。何しろ、抗生物質という細菌感染に対抗するための最終手段が効かないのだから、問題になるのは当然だ。このため「患者の鼻の穴の奥を調べてＭＲＳＡが検出されたら、検出されなくなるまで徹底的に消毒する」と決めて実施している病院も多い。

しかしこの行為は本当に正しいのだろうか。なぜかというと、ＭＲＳＡは確かに抗生剤には強いが、分裂増殖する能力に乏しい菌だからだ。

例えば、耐性能力を持たない野生株の黄色ブドウ球菌の場合、四〇分に一度分裂して二個になるが（培養条件によりさらに短い時間で分裂することもある）、多剤耐性ＭＲＳＡは二個に分裂するのに二一〇分かかるのである（http://www.life-stage.net/mainte/15_naiyo.

| 時　間 | 黄色ブドウ球菌 | 多剤耐性 MRSA |
|---|---|---|
| 0 | 1 | 1 |
| 4時間後 | 64 | 2 |
| 8時間後 | 4,096 | 4 |
| 12時間後 | 262,144 | 8 |
| 16時間後 | 16,777,216 | 16 |

表10-2　黄色ブドウ球菌とMRSAの分裂速度の差（時間ごとの個数）

htm)。ということは、計算するとわかるが、耐性能力のない黄色ブドウ球菌は半日で二〇万個に増えるが、MRSAの方は半日かけても八個にしか増えないのである（表10―2）。

実際、MRSAだけを培養するのは大変である。ほんのわずかでも非耐性ブドウ球菌が紛れ込むとそちらの方が爆発的に増えてしまい、MRSAは増殖する場を失ってしまうからだ。逆に言えば、MRSAだけを増やそうとするのなら、元気いっぱいに増殖する黄色ブドウ球菌が増えないように毎日絶え間なく抗生物質を投与する必要があるわけで、これはもう、手間暇かけて丹精込めて盆栽を育てているようなものである。

では、なぜ多剤耐性MRSAが分裂に時間がかかるのか。これは、細菌とはどういう生物かを知れば理解できる。

細菌とは、分裂速度をアップさせることを生き残り戦略として選択した生物である。例えば、シャーレに二種類の細菌を入れると、分裂するのが速い細菌が先に増えて領地を獲得し、分裂の遅い細菌は小さな領地しか得られず、時間の経過とともに両者の差は拡大し、やがて一方の菌がほとんど全てを占領する。要するに細菌の世界とは増えたもの勝ちの世界であり、生き延びるためには分裂速度を上げるしかないのだ。

そのため、遺伝子はできるだけ小さい方がいい。遺伝子が大きいほど複製に時間がかかるからだ。だから細菌は、その環境で生きていくのに最低限必要なＤＮＡだけを残して、その他の遺伝子は捨て去って身軽になろうとする性質・能力を持っているのだ。

一方、耐性能力とは要するに抗生物質を分解する能力であり、そのためには新しい酵素が必要で、しかもそれを常に作り続けていなければいけない（酵素を作るのを止めたら抗生物質に殺されるから）。つまり耐性能力とは新たな遺伝子の獲得である。このため、非耐性ブドウ球菌に比べてＭＲＳＡは遺伝子のサイズが大きくなり、分裂に際しては遺伝子複製に余計な時間がかかることになる。これが「ＭＲＳＡは分裂が遅い」という理由だろう。

実はこの現象は病原性大腸菌と通常の大腸菌の間にも見られ、病原性大腸菌は分裂がやはり遅いのである。これも、毒素を作るためには新たな遺伝子が必要で、そのために分裂が遅くなったと解釈すべきだろう。

このように、細菌にとって新たな能力を獲得することは、両刃《もろは》の剣《つるぎ》なのである。抗生物質という新たな脅威に遭遇して生き延びるために耐性能力を獲得したわけだが、その代償は決して小さくなく、失ってしまったものもまた大きいのである。

なぜ傷口からＭＲＳＡが検出されるのか。それは、医師がせっせと抗生物質を投与して、「活発に分裂するが抗生物質に弱い野生株の黄色ブドウ球菌」を殺し、「ひ弱で分裂もままならないＭＲＳＡ」が暮らせる環境を人工的に作ってくれたからだ。何のことはない、医師がＭＲＳＡの育ての親だったのだ。

## 11　石鹸、シャンプーと皮膚の健康

最近、子どもたちの間で乾燥肌やアトピーが増えていることは周知の事実である。実際、ケガで受診した子どもさんを見ても、カサカサと粉を吹いている皮膚を見るのはまれではなく、むしろケガをした患児の半数以上は乾燥肌のように見える。どうもこれは石鹸で洗い過ぎているためではないかと思う。石鹸で洗えば界面活性剤で皮脂が洗い流されるからだ。

また、テレビコマーシャルで「弱酸性だから赤ちゃんの肌に安全」と宣伝している某商品

も問題だ。確かに赤ちゃんを含め人間の皮膚は弱酸性だが、だからといって「弱酸性の石鹸は安全」ではないからだ。実際に、石鹸の使用を止めてお湯だけで洗うように指導しただけで、赤ちゃんの大半の乾燥肌は改善してくる。

実は、人間の皮膚から分泌される物質（石鹸メーカーはこれを「汚れ」と称している）で、温水で溶けない物はないのだ。つまり、皮膚についている物は通常、温水で洗い落とせるのだ。石油や機械油などは石鹸でなければ落ちないが、それ以外の皮膚の汚れに石鹸はそもそも不要なのである。

シャンプーも同様である。頭皮から分泌されるもので水溶性でないものはない。筆者は二年ほど前にこの事実に気付き、実験的にシャンプーの使用を一切止め、一日一回の温水洗髪にしているが、驚くことにシャンプーを止めてから明らかにフケが減り、痒《かゆ》みがなくなり、しかも抜け毛も減少した。おまけに、枕カバーにつく臭いも少なくなり、毎日シャンプーで洗髪していた頃の方が明らかに変な酸っぱい臭いだったことを記憶している。

これも考えてみたら当たり前である。シャンプーの強力な界面活性剤が皮脂を洗い流し、しかも神経質に地肌をゴシゴシとこすっていれば、皮膚常在菌にとって最適の環境でなくなり、常在菌以外のさまざまな細菌が繁殖するようになるからだ。これらの細菌が臭気の原因だったのだろう。

しかも、皮脂を洗い流された頭皮はその皮脂不足を補うためにさらに多くの皮脂を分泌するようになり、その結果、頭皮はかえってベタベタになったと考えられる。同様に、角質が界面活性剤で損傷され、それを修復しようとして皮膚の新陳代謝が過剰に起こり、その結果、フケが多くなったのではないだろうか。

ちなみに私の経験からすると、毛髪に関してシャンプーでないと取れないものは、タバコや焼肉の臭いなどであり、これらを落とすにはシャンプーは必要だ。だから、これらの臭いが気になる場合には、毛髪だけをシャンプーで洗い、地肌はシャンプーで洗わないようにするとよいようだ。

いずれにしても、洗顔やシャンプーなどの日常的行為の中にも、いろいろな嘘が潜んでいるのである。

## 12　化粧は皮膚を老化させる

さらに深刻なのは、化粧品というか、化粧という行為そのものが皮膚に与える影響だ。

皆さんは、お化粧をしているときはすごい美人なのに、化粧を落としたいわゆるスッピンになると全く別人、という女性を知っているはずだ。珍しくもなんともない、女性とはそういうものだ……なんて言われそうだが、この化粧顔とスッピン顔のギャップは、化粧が上手な人（化粧が濃い、とも言うが）ほど大きくないだろうか。

これに一番初めに気がついたのは、顔のケガで受診された化粧品売り場勤務の女性だった。治療のために化粧を落としてもらったのだが、顔の皮膚は黒ずみ、皺《しわ》が多くて毛穴が目立つという惨状を呈《てい》していたからだ。そしてその後も、「化粧をしている時は目の覚めるような美人なのに、化粧を落とすと見るも無残な肌」の女性が多いことに気がついたのだ。

しかもこれは、日本女性に特有の現象ではない。ハリウッドのセレブ女優のスッピン画像を集めたインターネットサイトを見ると、その女優さんたちの顔や首の肌は驚くほど老化しているのだ。高価な化粧品を使い、エステに莫大な金をかけているであろうセレブ女優たちですら、そうなのである。

一方、同年齢の男性の肌は、それに比べると皺もシミも少ない（もちろん、毎日外で仕事をしていて紫外線浴びまくりの人は別だが）。一般に、女性は肌の手入れに余念がないが、男性で肌に気を遣っている人は極めて少数で、せいぜい朝一度顔を洗う程度である。それなのに、同年齢の男性と女性の顔の素肌を比較すると、圧倒的に男性の肌の方がきれいである。そして面白いことに、荒れているのは女性の顔の肌のみで、腹部や背部の皮膚は荒れていないのである。つまり、肌の老化は化粧をしている部位と一致している。

この皮膚の老化は、化粧品の成分を調べてみると簡単に説明がつく。クリームにしてもローションにしても化粧水にしても、洗浄力の強い界面活性剤を含んでいて、クリームもローションも皮膚を皮膚常在菌が棲めない状態にするからだ。いかに皮膚に良い成分が含まれている化粧品だろうと、基剤が界面活性剤を含んでいては元も子もないのである。

しかも、すぐに洗い落とす石鹸やシャンプーと異なり、化粧品は一日の大半、肌を覆っている。朝七時にメイクをして夜七時に落とすとしても、一二時間連続して皮膚を化粧品が覆っていることになるし、もっと長い時間メイクを落とさない人も多いはずだ。

つまり、女性の顔の肌は連日一二時間以上、界面活性剤で覆われていることになる。その間中、皮膚常在菌に大切な皮脂は分解され続け、その代わりに栄養にならないクリームが覆っているわけだ。これでは健康な皮膚になれと言う方が無理である。皮膚というのは皮膚常在菌がいて初めて健康な状態だからだ。

世の中には、「肌を引きしめる化粧品」「毛穴を引きしめる化粧品」「肌のくすみを取る化粧品」「肌の老化を防ぎ、若返らせる化粧品」が氾濫しているが、おそらくほとんどインチキ商品であろう。化粧品（クリーム、乳液のほとんど）には乳化剤（界面活性剤）が含まれているからだ。

化粧をしている顔と化粧を落とした顔、どちらが本当の顔なのかということになるが、これは体型補正下着、いわゆる「寄せて上げるブラ」で得られた体型は本当の体型か、シークレットブーツを履いて得られた身長は本当の身長かというのと同じだ。体型補正下着はたるんだずん胴を見事なナイスバディに変身させてくれるし、シークレットブーツは瞬時に身長を五センチ高くしてくれる。まさに効果は劇的だ。

だが、その効果は持続しない。体型補正下着をはずせば元のずん胴に戻るし、シークレットブーツを脱げば元の身長に戻ってしまう。ナイスバディ、高身長を維持したければ、一生それらを着け続けるしかない。

しかも、化粧の場合は体型補正下着やシークレットブーツより始末が悪い。化粧品は肌を老化させているからだ。これは要するに、履くたびに骨が壊れて背が縮んでいくシークレットブーツのようなものである。

## 13　化粧というパラダイム

このような化粧品やシャンプーの問題の根源はどこにあるのだろうか。

それは、化粧という風習もシャンプーという習慣も、皮膚の研究から生まれたものではなく、古い時代から風習として確立し、その後で、皮膚の研究が始まったことに原因がある。これは天動説が最初に確立し、その後しばらくしてから太陽系の構造、宇宙の構造がわかったのと同じだ。つまり、化粧品やシャンプーが販売されて一般に広く使われるようになった時点では、皮膚に常在菌がいることも、常在菌が皮膚からの細菌侵入を防いでいることも、常在菌の生存に皮脂が必要なことも、わかっていなかったのだ。

わかっていなかったから、皮膚についている細菌や汚れが皮膚の老化と病気の原因だというウソもまかり通っていたし、皮膚にクリームを塗ることで皮膚の健康を保つというインチキも信じられていた。これは地球の周りを太陽が回っているというインチキを皆で信じていたのと同じで、要するにパラダイムの典型例である。

私に言わせれば、化粧にしてもシャンプー洗髪にしても弱酸性を謳う石鹸にしても、一九世紀の「虫垂炎のアヘン治療」と大同小異、「梅毒の水銀療法」と五十歩百歩である。だから、アヘンを投与された虫垂炎患者が治療により死亡したように、化粧をすればするほど皮膚が老化し、シャンプーをすればするほどフケが増え痒みが悪化していたのだ。皮膚の生理や機能を無視して作られた商品だから当然の結果である。

おまけに、化粧品のために荒れた皮膚なのに、その被害者ともいうべきユーザーは「皮膚の老化を防ぐ」ためにさらに高価な化粧品を買ってくれるのだから、業界からすれば、ネギをしょった鴨が鍋に勝手に飛び込み、おまけに自分でコンロに火を点《つ》けてくれているようなものだろう。しかも、一旦破壊された皮膚は元に戻ることはないため、厚く化粧品を塗りたくって隠すしか方法は残されていないのだ。

世の中に「マッチポンプ」という言葉がある。マッチで火を点け、火事になってからポンプで消すという意味で、裏で問題のタネをまき、問題が大きくなってから収拾を持ちかけて何らかの利を得るという行為であるが、化粧品業界がしていることは図らずもこれに近い。いや、マッチポンプの場合には火は消してくれるだけましで、化粧品の場合には肌荒れ、肌の老化という「火」は消えずにさらに延焼するのだから、よりたちが悪いと私には思える。

これまで多くのパラダイムを見てきたが、もしかしたらこの「女性は化粧をするものだ」

というパラダイムは、最強のものではないだろうか。素顔より美しくなりたい、それも簡単に素早く美しくなりたい、という願望が根底にあるからだ。それには素顔を隠してその上を何かで覆うのが最も手っ取り早い。その手段が化粧であり、しかもそれは（一時的な効果にせよ）実に有効なのである。

美しくなりたいという願望が遺伝子レベルでプログラミングされたものなのか、人類の文化の中で生まれた二次的なものなのかは私にはわからないし、女性が美を追求することを否定するつもりもない。私が問題にするのは、現在市販されている化粧品が「皮膚常在菌が生息する生態系（＝皮膚）を破壊する成分を含んでいる」ということだけである。

皮膚と常在菌についての知識がない時代であれば、このような商品がまかり通るのは仕方がないと思う。現在、化粧品業界が我が世の春を謳歌《おうか》しているのは事実だが、それはユーザー側の無知を前提にした繁栄でもあるのだ。

# 第11章　生物進化の過程から皮膚の力を見直すと……
## ——脳は皮膚から作られた!?

### 1　はじめに——一冊の本との出合い

さて、最終章では、私が試みたひとつの思考実験を記してみたい。

現在私は、生命進化の歴史から創傷治癒（傷が治るメカニズム）を捉え直すことにより、これまで解明されてこなかった皮膚に関するさまざまな現象や問題が説明できるのではないかと考えている。もちろんまだ、思いつきの段階に過ぎないので、一つの仮説として楽しんでお読みいただけたら幸いである。

### 神経伝達物質が傷も治す!?……の謎

このようなことを考えるようになったきっかけは、ある一冊の本に出合ったことだった。『皮膚は考える』（傳田光洋《でんだみつひろ》著、岩波科学ライブラリー112）という本である。そこには次のような現象と実験結果が記載されていた。

・皮膚のケラチノサイト（表皮細胞）には、中枢神経系の全ての神経伝達物質（ドーパミンやセロトニンなど）の受容体が存在する。
・ケラチノサイトは全ての神経伝達物質の産生能も持っている。
・これらの神経伝達物質をヒトの角層欠損部に塗布すると、角層欠損部の修復が促進したり遅延したりする。

ドーパミンやセロトニンは脳神経細胞に含まれる物質で、神経細胞の興奮を次の細胞に伝えたり、逆に抑制したりする作用を持ち、脳を構成する全ての神経細胞はこの神経伝達物質で情報を伝え合っている（図11－1）。その神経伝達物質を角層欠損部に塗布すると治癒が

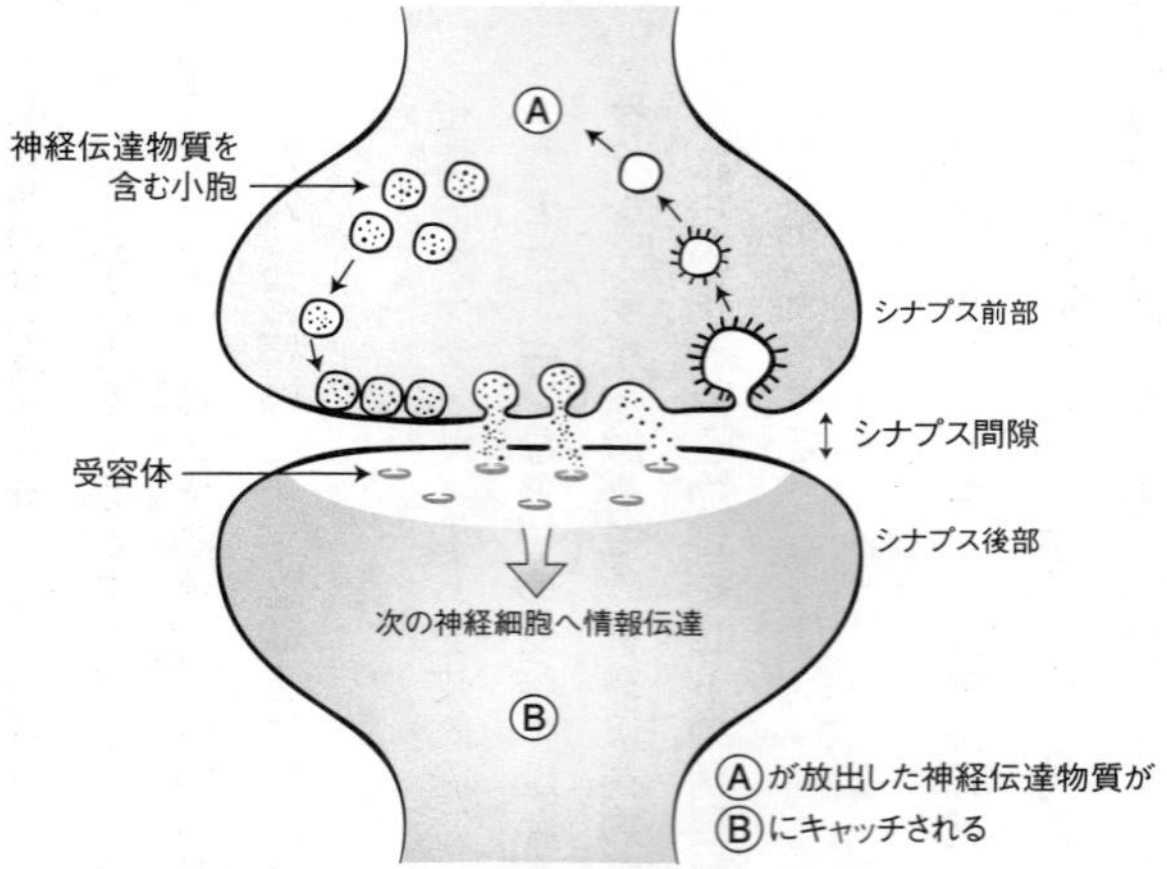


図11-1　神経細胞間での神経伝達物質のやりとりの様子

早まった、というのがこの本の著者の行った実験結果だ。

だが、よく考えると不可思議な現象である。「表皮細胞は神経伝達物質を作っている」のに、「神経伝達物質を皮膚表層の傷に外部からわざわざ投与しないと、皮膚表層の創傷治癒が促進しない」からだ。これはたとえてみれば、自分で腹痛の薬を持っているのに、持っている薬は効かず、他人からもらった同じ薬でないと効かない、というようなものではないか。

なぜ、神経伝達物質によりこのような治癒促進現象が起こるのだろうか。なぜそれは消化管や呼吸器の物質ではなく、神経伝達物質なのだろうか。なぜそれは、外から投与しないと効かないのだろうか。

理論的に考えれば、「昔は神経伝達物質は創傷治癒物質として働いていたが、その後、何らかの原因で機能しなくなった。しかし、現在でもその機能は失われずに残っているため、人為的に投与すると皮膚表層の創傷治癒が進む」と解釈するしかない。ではなぜ、神経伝達物質はかつて持っていた創傷治癒機能を失ってしまったのだろうか。なぜ、失わなければいけなかったのだろうか。

私は、このようなさまざまな疑問の全てに解答を与える仮説を思いついた。以下、この仮説を説明していこうと思うが、その説明のためには細菌とはどういう生物か、地球での生命進化の歴史はどうだったかについての知識が必要なのだ。

そのようなわけで、まず最初に「細菌とはどういう生物か」というあたりから説明していこうと思う。多少まわり道的な部分もあるとは思うが、この謎解きを楽しみつつ、お付き合いいただければ幸いである。

2　細菌という生き方――より速く、よりシンプルに

## 三つのドメイン

地球上のあらゆる生物を分類すると、大きく三つのドメイン（生物分類学において、最上位の集合。「ドメイン」の下に「界」「門」「綱」「目」「科」「属」「種」と続く）に分けられることは、すでに説明したとおりである。

三つのドメインとは、古細菌（イオウ分解バクテリア、メタン生成菌など）、真正細菌（大腸菌やブドウ球菌など）、真核生物（菌類、植物、動物）の三つである。それらの違いは大雑把に説明すると、次の表のようになる（表11－1）。

ちなみに、古細菌と真正細菌を合わせて原核生物（＝細胞の核が核膜に覆われていない生物）と呼び、真核生物（＝核が核膜に包まれている）と分けて考えることがあり、この場合は「細菌＝原核生物」となる。

つまり生物としては、タンポポと人間（両方とも真核生物）の違いより、イオウ分解細菌（古細菌）と大腸菌（真正細菌）の違いの方が大きいわけだ。

| | | 細胞膜 | 細胞壁 | 核のヒストン蛋白 |
|---|---|---|---|---|
| 原核生物 | 古細菌 | イソプレノイドエーテル | シュードムレインなど | あり |
| 原核生物 | 真正細菌（細菌） | 脂肪酸エステル | ペプチドグリカンなど | なし |
| 真核生物 | | 脂肪酸エステル | 植物、真菌のみにあり。動物にはなし | あり |

表11-1　生物の三つのドメイン（古細菌、真正細菌、真核生物）の違い

## 原核生物の戦略

原核生物の生き残り戦略・繁栄戦略の基本は「より速く分裂する」ことである。その目的達成のために、原核生物たちはあらゆるものを切り捨ててきたことは前章でも述べたが、その結果として原核生物は、地球上のあらゆる環境を生活の場にできるようになった。なぜ原核生物がそのような戦略を採択したかというと、そういう戦略しか選べなかったからだ。

原核生物の体（＝細胞）の構造は極めてシンプルだ。一番外側に細胞壁があり、その内側に細胞膜があり、その中に核を含む細胞質がある（図11－2）。ここで、細胞壁は細菌にとって身を守る鎧《よろい》であるとともに、呼吸の装置、すなわち生存のためのエネルギー（ATP：アデノシン三リン酸）を生み出すための装置でもあるのだ。

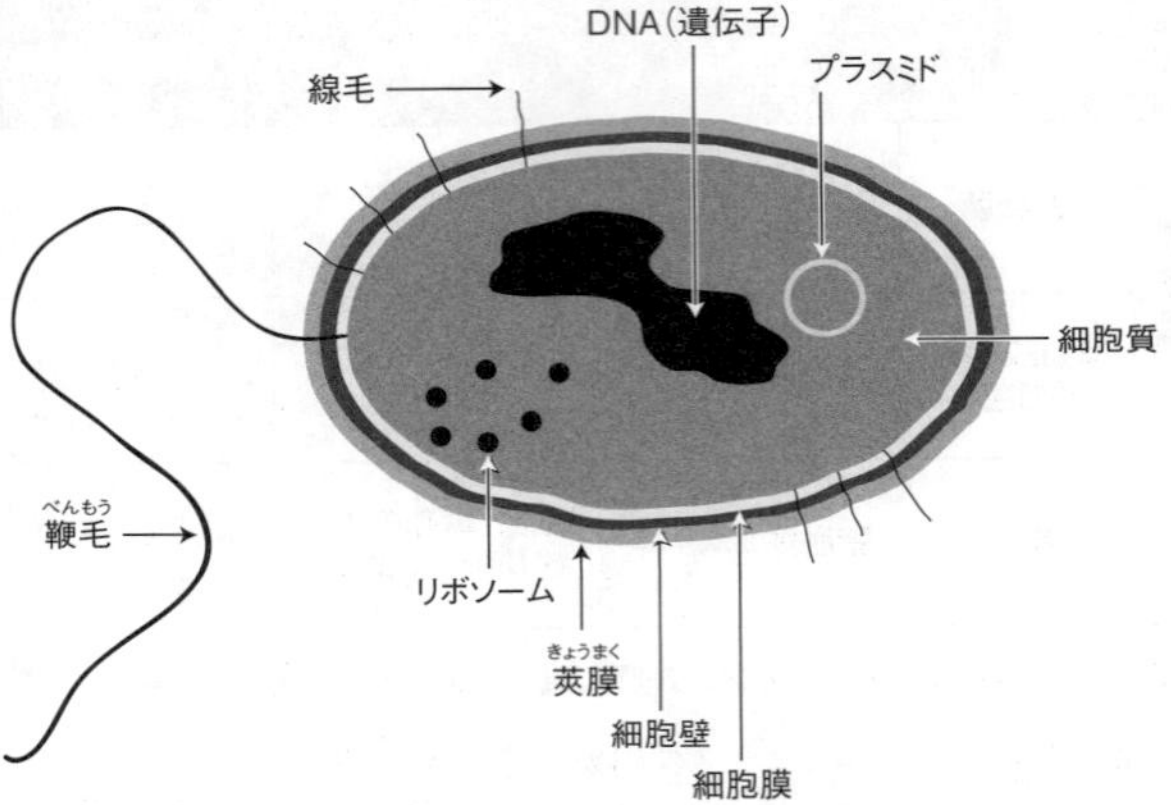


図11-2　細菌の構造

呼吸とは、酸化還元反応（電子を失うと酸化された状態、電子を受け取ると還元された状態と呼ぶ）によって発生したエネルギーで膜を通してプロトン（陽子）を膜の外側に汲《く》み出し、その結果できた膜内外のプロトン濃度の差でＡＴＰという物質を作ることである。これは真正細菌、古細菌、真核生物の全てに共通している現象で、地球上の生命体に普遍のエネルギー調達方法といえる。

後述するように、真核生物ではこのエネルギー生成をミトコンドリアで行っているが、古細菌や真正細菌は呼吸に必要な酵素群は細胞膜に付着していて、細胞膜で生成されたＡＴＰは拡散で細胞内を運ばれるのだ。ＡＴＰ拡散速度は温度で一義的に決まってしまうので、大きくなればなるほど、細胞内の必要な部分にATPを運べなくなってしまい効率が悪くなる。さらに、小さいほど体積に対する表面積の割合が大きくなるため、サイズが大きくなるほど単位体積あたりのATPの量は少なくなる。これらの理由で小さな細菌ほど生存に有利になる。

さらに、呼吸にはプロトンの濃度差が必要となるが、細胞壁はプロトンの散逸《さんいつ》を防いでプロトン濃度を維持する機能を持ち、もし細胞壁がなければプロトンは外に逃げてしまい、細胞膜を挟んだプロトンの濃度差が維持できなくなってしまう。要するに原生生物にとって、細胞壁はエネルギー調達に絶対必要なものなのだ。

しかも細菌では常に、細胞内から細胞外に向かう圧力が働いていて、細胞壁はこの圧力を封じ込める機能も果たしているのだ。このため、細菌は細胞壁という堅い外壁で身を包むことになったが、逆にこれは細菌の生き残り戦略の幅を狭めることになった。堅い外壁のために自由に形を変えることができなくなり、「邪魔者がいたら飲み込んでしまえばいい」という戦略が取れなくなってしまったのだ。そのため、同じ環境に邪魔者の細菌（＝競合する細菌）がいたら、そいつより速く増えて占有面積を広げるしか相手を凌駕《りようが》する手段がなくなった。

## 増えよ、地に満ちよ

かくして、古細菌や真正細菌では日夜陣取り合戦が繰り広げられることになり、優劣の差は分裂速度の差になった。その競争に負けた細菌が生き延びるためには、他の細菌がまだ手を伸ばしていない環境を新たな生存の場として見つけるしかなくなり、弱い細菌たちは次々に新たな代謝系を獲得して、それまで見向きもされなかった環境を生存の場所としていった。もちろん、新しい代謝系能力を獲得するとそれに応じて遺伝子も大きくなり、分裂速度は遅くなるが、その環境に競合する細菌がいなければそれは問題にならない。ゆっくりと増えてとりあえず陣地を固めてしまえばいいからだ。このようにして地球のあらゆる場所は細菌の住処《すみか》となった。

陣取り合戦に勝つためには他の細菌より速く分裂するしかなく、速い分裂のためには体の構造をよりシンプルにして、遺伝子もできるだけ小さな方が有利となる。このため、細菌はとりあえず必要でない遺伝子はどんどん捨てて、遺伝子をコンパクトにする性質を持つようになった。要するに、遺伝子を小さくしてでも分裂速度を上げたい、というのが、細菌という生物の基本的生き方なのだ。

だが、遺伝子サイズの小ささも両刃の剣だ。環境が安定している時はいいが、環境が変化した時、その変化に対処するための遺伝子を持っていないからだ。

この問題をクリアするために、細菌は、「遺伝子の水平移動」という能力を獲得した。他の細菌（これは他の種類の細菌であってもよい）からプラスミド（染色体のＤＮＡとは独立して自立的に複製を行うＤＮＡ分子）を介して新しい遺伝子をおすそ分けしてもらって導入するという方法だ。

さらに最近では、湖や沼の水中に溶存態《ようぞんたい》（水に溶けた状態）のＤＮＡが存在していることが発見されている。この溶存態ＤＮＡは遺伝子としても機能していることも証明されていて、どうやら、水中の異なる細菌種間での遺伝子水平伝播や細菌の進化に深く関わっているらしいのだ。

これはコンピュータにたとえるとわかりやすい。細菌とは、最小限のハードディスクに必要最小限のデータだけ納めたコンピュータである。しかし、世界中のコンピュータとネットで繋がっていて、必要なデータをネットからダウンロードしてインストールすればいいのだ。細菌たちは、言ってみれば三〇億年以上昔から、究極の分散型ネットワーク・システムを構築してきたわけである。

## 3　真核生物の論理——邪魔者は飲み込め！

それに対して、真核生物は、αプロテオバクテリアという真正細菌が古細菌のメタン生成菌内部に共生したことで誕生したと考えられている。このαプロテオバクテリアが現在のミトコンドリアのご先祖様である。ご存知のようにミトコンドリアはあらゆる動物、植物の細胞に含まれる細胞内小器官で、エネルギー生成を行う重要な役割をになっている。

真核生物ではエネルギー生成をミトコンドリアが担ってくれるため、細胞膜は呼吸の仕事から解放され、細胞壁も不要となり（ミトコンドリア外膜がプロトン散逸を防ぐ機能を果たしているから）、真核生物は細胞壁という堅い鎧を脱ぎ捨てることができた。そのため、真核生物の最外層は細胞膜になり、自由に形が変えられるようになりさまざまな機能を持つようになった。その一つが貪食《どんしょく》機能、すなわち外来物を飲み込む能力だ。

その結果として、「邪魔者は飲み込んでしまえばいい」という戦略が生まれ、相手より大きい細胞の方が有利となった。同時に、ATP産生をミトコンドリアが引き受けたため、細胞のサイズが大きくなればそれに応じてミトコンドリアの数を増やせばよくなり、「大きく

| | 原核生物 | 真核生物 |
|---|---|---|
| ハードディスク容量 | 必要最小限 | 巨　大 |
| ネット接続 | 高速常時接続 | ネット接続機能なし |
| OS | シンプルで<br>機能は限られる | 高機能・多機能 |
| OSのバージョンアップ | ネット接続で簡単に<br>バージョンアップ可能 | できない |

表11-2　原核生物、真核生物をコンピュータにたとえると

なるほど呼吸効率が悪くなる」という問題もなくなった。

さらに、分裂速度も問題にならなくなった。邪魔者はとりあえず飲み込んで殺し、その後でゆっくりと分裂すればいいからだ。かくして、真核生物ではサイズが大きいほど有利になり、細菌とは比べ物にならないほど巨大化した。細菌の平均サイズと真核生物の細胞の平均サイズを比較すると、長さで一〇〇倍以上、体積では一〇〇万倍もの違いがあるのである。

同時に、遺伝子を小さくするために捨てる必要もなくなり、とりあえず使わない遺伝子でも溜め込んでおくことにしたため、細胞の大型化と共に遺伝子のサイズも巨大になった。

一方で、細菌が持っていた「必要な遺伝子を他の細菌からおすそ分けしてもらう」という能力は失ってしまった。

さきほどのコンピュータの比喩で言えば、真核生物は巨大なハードディスクに膨大なデータを収録したコンピュータである。しかしそれはネット接続には対応しておらず、スタンドアローンでしか使えないのだ。原核生物と真核生物とは、根本の部分で全く違った生物であることがよくわかると思う（表11－2）。

真核生物は当初単細胞だったが、やがて集合体となり、その一部のものは多細胞生物に進化した。

## 4　なぜ細菌は多細胞化できなかったのか

### 単細胞生物と多細胞生物

地球上に最初の生命体が誕生したのはおよそ四〇億年前。最初の真核細胞が出現したのは二一億年前、そして最初の多細胞生物が出現したのが今から一〇億年ほど前と考えられている。それまでは細胞の一つ一つが独立した生命体として生きている単細胞生物だけだったが、多数の細胞の集合体が一つの固体として生きるようになったのだ。これにより、生物はさらなる大型化が可能になり、消化機能や運動機能に特化した器官を発達させることで、さらなる多様性への道が開かれた。

多細胞生物は全て真核細胞の集合体であるが、一方で真正細菌や古細菌で多細胞化の方向に進化したものはいない。なぜだろうか。

## バイオフィルム——共同生活する細菌

細菌というと、一つ一つの細菌がばらばらに生活しているように思ってしまうが、実は、細菌は他の細菌と共同生活をしているのだ。それがバイオフィルムである。

水中の細菌は物体の表面に付着しようとする性質を持っていて（その本質的な意味については後ほど説明する）、付着した細菌はムコ多糖（単糖が結合したもの）を主成分とする膜を作ってその下を生活の場とする。この膜がバイオフィルムである。

バイオフィルム内部は立体三次元構造をしていて、そこでは多種類の細菌が、酸素濃度などのミクロン単位のわずかな違いで棲み分けをしている。しかもその内部はポリマーの支柱で仕切られていて水が自由に行き来し、細菌は代謝産物や情報伝達物質を放出して互いに物質と情報のやり取りをしているのだ。これはまさに、無脊椎《むせきつい》動物の「開放血管系とその中を流れる血液やホルモン」そのものと言ってもよく、バイオフィルム内部で細菌がいかに高度に組織化された生活をしているかがわかる。

これだけ見ると、バイオフィルムの内部の細菌群は無脊椎動物（＝多細胞動物）とどこが違っているのかと思ってしまうが、もちろん決定的な違いがある。バイオフィルム内部はあくまでも「共同生活」であって「個体」ではないからだ。真核生物は多細胞化できたが細菌は多細胞生物になれなかったのだ。

その理由は何か。細菌は生きていくために細胞壁を捨てられなかったからではないだろうか。

## 細菌が多細胞生物になれなかった理由

多数の細胞が一つの「個体」として機能するためには何が必要だろうか。それには物質と情報の受け渡し、そして指揮命令部門とその命令を伝える情報伝達系が最低限必要である。要するに、細胞間で物質と情報のやり取りができることが必須である。

そのような観点から、細胞壁が最外層である細菌と、細胞膜が最外層である真核細胞を見直してみると、なぜ細菌が多細胞化できなかったかがわかる。

細菌の細胞壁はプロトン散逸を防いでいることはすでに説明したが、同時に細胞内の高い浸透圧に抗するという役割も果たしている。実際、真正細菌の細胞壁には浸透圧により五〜二〇気圧という高い圧力がかかっているのだ。つまり細胞壁とは「高い圧力に耐える強靱《きょうじん》な構造物」でなければいけないのだ。

一般に、物理的に強靱な構造物は物質を通しにくい。物質を通しにくい構造をしているからこそ強靱なのだ。これは細菌の細胞壁も例外ではない。物を簡単に通すようでは二〇気圧の圧力には耐えられないのだ。だから、細胞壁は物質のやり取りに向いていないのである。

さらに、高い内圧に抵抗するためには、力学的には球か球に近い形でなければいけない。そして実際、細菌は球形や回転楕円体や円柱に近い形をしている。このため、細菌の集団は物理的に見れば球の集合となり、互いの接触面は幾何学的に見れば「点」になってしまう。これは多細胞化するために必須の、細菌間の物質輸送、情報伝達に最も適していない形状なのだ。細菌が多細胞生物になれなかったのは、実はこういう単純な物理的な問題だったのではないだろうか。

逆に、真核生物の場合、最外層は細胞膜であり、これは融通無碍《ゆうずうむげ》に形を変えられ、本質的に物質のやり取りのための細胞器官である。しかも、互いの接触面積も大きくできるのだ。物理的にも化学的にも、真核生物（真核細胞）は多細胞生物になれる潜在能力を最初から持っていたことになる。結果論かもしれないが、真核生物はなるべくして多細胞生物になったのである。

## 5　最初の多細胞生物が直面した問題――体にくっついてくる細菌たち

一〇億年前に誕生した最初の多細胞生物は、いろいろな問題にぶつかったと思うが、その一つは体の表面に付着する細菌だったと思われる。水中の細菌は物の表面に付着しようとする性質を持っているからだ。

水中の細菌の生活様式は、浮遊性か固着性かのいずれかであり、どちらを選ぶかは、置かれた状況でどちらの方が効率的にエネルギー源を獲得できるかで決まる。水中に豊富な栄養があれば浮遊して生活した方が有利だし、何かに固着した方がもっと多くの栄養を取れるのならそちらの方を選ぶ。

しかし、水中は一般に栄養分に乏しい環境だ。有機物の分子はプラスかマイナスに帯電しているために、逆の電位が帯電している物体の表面に速やかに吸着されるからだ。実際、水中に固体を沈める実験をすると、極めて急速に有機物の分子が固体表面に吸着することが確認されている。

このような理由から、通常、水中の細菌も、何か物の表面に固着しようとする。栄養源にできるものがすでに何かの表面に吸着されているため、水中を漂っていても栄養源にたどり着ける確率は限りなくゼロに近いからだ。そして、運良く栄養源となる物質にたどり着けたら、それを効率的に利用するために、ムコ多糖からなる膜を作って栄養源が水中に拡散するのを防ぎ、他の細菌と共同生活を始める。これが、前述のバイオフィルムである。

さらに細菌は、誕生したばかりの多細胞生物に対しても同様に行動したはずだ。細菌にとって無生物の表面と多細胞生物の表面は区別がつかず、「吸着すべき何かの表面」としか認識されないからだ。新たに誕生した多細胞生物の表面は、細菌にとっては新たに出現した生活の場でしかなかったはずだ。

一方、多細胞生物側からすると、この「物の表面に固着してバイオフィルムを作る」細菌の性質は困りものだ。何しろ体表面がバイオフィルムに覆われてしまっては自分が栄養源を摂取するのに邪魔だからである。要するに、直接的に有害な細菌でなくても、細菌は多細胞生物にとっては招かざる客なのである。

それに対する解決法が、「表面に特定の常在菌を定着させ、それ以外の細菌の固着を防ぐ」という「常在菌との共生戦略」だったのではないだろうか。つまり、体表常在菌との共生は海中での多細胞生物の誕生とほぼ同時期に始まったはずだ。

一〇億年前に誕生した最初の多細胞生物は、現在の海綿《かいめん》のような生物だったと考えられているが、現在の海綿動物は体内や体表面に大量の共生細菌を持ち、種類によっては全体積の四〇％を共生細菌が占めていることがわかっている。この共生関係は昨日や今日できたものではなく、おそらく海綿動物が地球上に誕生したその時から始まったと考える方が自然だろう。

## 6　外胚葉生物の知覚――体表面全体がセンサー

### 「表面だけの生物」――外胚葉生物

前述のように、多細胞生物はおよそ一〇億年前に海で誕生したと考えられているが、もちろん初めから私たちが目にするような動植物だったわけではない。最初は非常に単純な構造をしている生物として誕生し、そして次第に複雑な体の構造を持つ生物へと進化していった。一〇億年前に発生した多細胞生物は最も単純な構造をしていて、前述のように現在の海綿動物に近いものだったと考えられている。そして六億年前、それより複雑な動物である刺胞《しほう》動物（クラゲなど）が誕生した。

海綿とクラゲでは何が違っているのかというと、海綿は「表面だけの生物」、クラゲは「表面と消化器官を持つ生物」なのである。前者を一胚葉生物（あるいは外胚葉生物、無胚葉生物）、後者を二胚葉生物という。ちなみに人間は三胚葉生物である。

胚葉とは、受精卵が分割して次第に細胞数が増えていく過程で作られる、細胞のグループのことを言う。つまり、海綿の場合はグループに分かれずに細胞が増え、クラゲの場合は二つのグループに分かれ、人間の場合は次のような三つのグループ（胚葉）に分かれ、それからいろいろな器官に分化していくのだ。

・外胚葉………皮膚、中枢神経になる
・内胚葉………消化器、呼吸器などになる
・中胚葉………運動器官（筋肉や骨）、血球成分などになるさきほどの海綿やクラゲの話に戻ると、海綿は外胚葉のみの生物、クラゲは外胚葉と内胚葉の生物である。つまり、一〇億年前に最初の多細胞生物である外胚葉生物が出現し、その四億年後に外胚葉と内胚葉を備えた多細胞生物が登場し、さらにその一億五千万年後に初めて三つの胚葉を備えた生物が誕生し、それが分化して昆虫やタコやヒトになったわけである。

### 外胚葉生物は何をどこで感じたか

さて、九〜一〇億年前に発生した最初の多細胞生物である海綿動物だが、外胚葉のみの生物であり、複雑な外見を持ってはいるが、体の構造そのものは極めてシンプルで「穴の開いた湯呑み茶碗」と考えるとわかりやすい（図11－3）。

つまり、湯呑みの側壁に穴が開いていて、ここから水分と栄養分を吸い込み、湯呑みの口から水を吐き出し、その途中で栄養分を獲得している生物だ。ちなみに、湯呑みの内側には鞭毛《べんもう》を持った細胞が並んでいて、この鞭毛を動かすことで水の流れを作っている。また、無性生殖と有性生殖の両方の繁殖様式を使い分けていることも知られている。

このような海綿動物にとって、環境の状態や変化を察知することは重要だ。水の温度、ナ

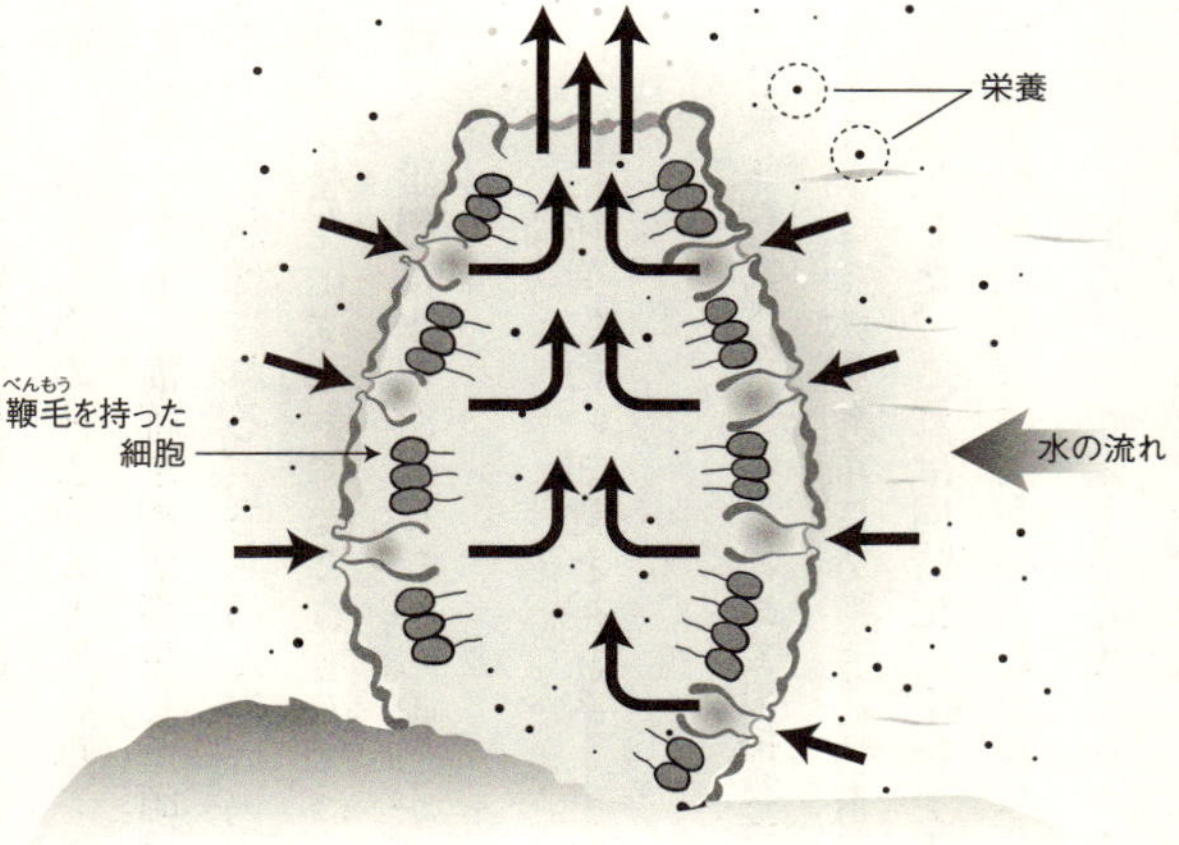

図11-3　一胚葉生物（海綿）の構造

トリウム濃度、その他イオンや有機物の濃度により、鞭毛の動きを制御する必要があるからだ。そうでなければ鞭毛は無駄に動くことになり、エネルギーのロスになる。また子孫を残す際にも、周囲の環境が無性生殖と有性生殖のどちらに有利かを判断しなければいけない。つまり、外部の状態を常に感知し情報を得なければ、生きていけないし、子孫も残せないのだ。

では、海綿動物はそれらの情報をどこでキャッチするかというと、体表面全てである。海綿動物は神経系を持っていないからだ（神経系が出現するのは、その次の二胚葉生物になってからである）。だからその役割は外胚葉が果たすしかなかったのだ。外胚葉だけで体が作られている海綿にとっては、それしか選択の余地がなかったとも言える。このような次第で、海綿動物の体表面（＝外胚葉）は、外部情報センサーになった。

とは言っても、海綿動物が誕生した頃は、外胚葉が感知して処理すべき情報はあまり多くなかったと想像される。もちろん海底火山の噴火などの環境の変化は時々あっただろうが、そのような変化は滅多に起こるものではなかっただろうから、それ以外は、いたって平穏な環境で、平穏に水を濾過《ろか》しながらのどかに暮らしていたのだろう。

## 7　二胚葉生物の知覚と神経系——次第に高まる能力

### 二胚葉生物の誕生——史上初めての捕食者

そしておよそ六億年前、外胚葉と内胚葉を持つ刺胞動物（クラゲやイソギンチャク、サンゴ）が誕生した。これは同時に、生物史上初めて神経系を持った動物でもあった。

先に海綿を「側壁に穴が開いた湯呑み茶碗」と表現したが、こちらの方は「底の厚い湯呑み茶碗で、底の一部が落ち込んでポケットになっている」形をしている。この湯呑みを逆さにして海に浮かべるとクラゲになり、底の部分で岩にくっついたものがイソギンチャクやサ

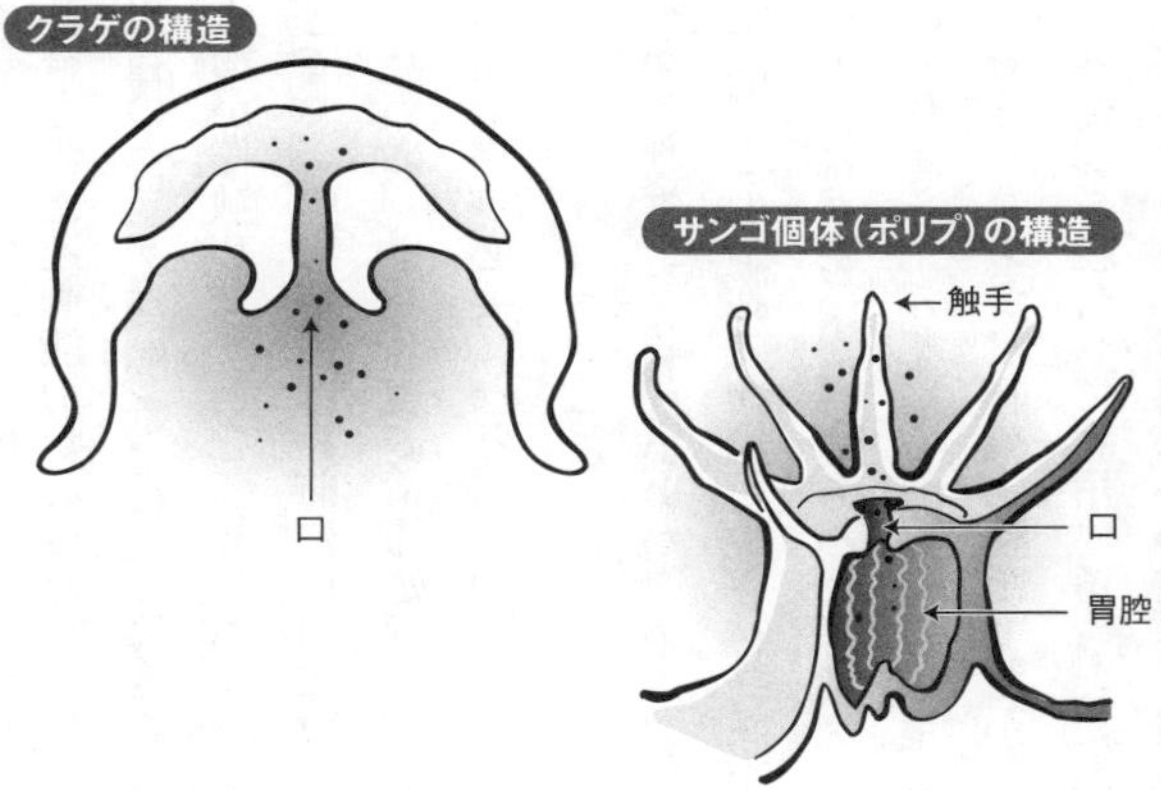


図11-4　二胚葉生物（クラゲ・サンゴ）の構造

ンゴである（図11－4）。ちなみに、「湯呑みの底に開いたポケット」が内胚葉、つまり消化器である。

刺胞動物が持っている神経系は、体表面に張り巡らされていて「散在神経系」と呼ばれている。また、現在生きているクラゲは、温度や塩分濃度などを体表面の全ての細胞で感知し、それによって生存に有利な環境に移動する能力も持っている。つまり、体表面で環境の状態を把握し、その情報によって進んでいく方向を決めているのだ。

同時に、刺胞動物は史上初めての捕食者であった。捕食者であるためには、獲物を確実に捕まえ、素早く体内に取り込むという高度な運動制御が必要になる。クラゲを眺めていると、なんとなく波に浮かんでいるだけのように見えるが、肉食であるためにはかなり高度に統合された運動能力が必要だ。

現在のクラゲは触手《しょくしゅ》に付いたプランクトンや小魚を餌としているが、そのためには「触手に獲物が接触したことを感知し」、「その触手を収縮させて口（＝内胚葉の入り口）まで持ってきて」、「獲物が逃げる前に体内に取り込む」という一連の動作を俊敏に行う必要がある。このために、より高度の情報処理と、知覚と運動の連携が必要になり、そのためにはどうしても司令塔が必要になる。その司令塔が散在神経系だったのだ。

## 何から神経系を作ればいいか

では、この刺胞動物は何から神経系を作ったのだろうか。使える組織は外胚葉と内胚葉の二つの候補があるが、もちろん、考えるまでもなく外胚葉から作ったに決まっている。その前の時代から生きている海綿の外胚葉（体表面）がすでに情報センサーであり、外胚葉動物から分化したのが二胚葉生物だったからだ。散在神経系の役目は、その情報センサーから得られる情報を統合して利用することにあるのだから、無関係の内胚葉からではなく、外胚葉から直接作った方が簡単かつ確実だ。情報センサーとしてうまく機能しているのであれば、外胚葉それを利用しない手はないのである。

このように、一旦、捕食者が出現してしまうと、捕食者と被捕食者の間の関係は緊張に満ちたものとなっていく。捕食者は相手を感知して捕獲する能力を高め、一方、被捕食者はそれから逃れるために運動能力を高めていく。言ってみれば軍拡競争である。そしてそれとともに、せいぜい温度やpHやイオン濃度のセンサー程度であった海綿動物の外胚葉は、刺胞動物では神経系としてその能力を次第に高めていき、それは運動系と不可分のものとなっていった。

## 8　三胚葉生物のもたらした革命——軍拡競争のなかで

### 三胚葉生物の誕生——「眼」の獲得

そして、今から五億五千万年前の海に三胚葉生物が登場した。外界との境界であり司令塔でもある外胚葉、消化機能に特化した内胚葉、そして後の運動器や循環器となる中胚葉を持った生物であり、これは節足動物、軟体動物、脊椎動物（魚類、爬虫《はちゅう》類、鳥類、哺乳類など）の基本体制となった。同時に二胚葉生物の体の表面にあった散在神経系は体の深部に移動し、中枢神経系へと姿を変えた。

その後、五億四千万年前に始まるカンブリア紀に入ると、節足動物類をはじめとする多様な動物門が一挙に登場し、爆発的に多様化した。当時の海中はさながら進化の実験場であり、ありとあらゆる動物の体の構造と運動様式の可能性が試された。現在の動物の形からは想像もつかない多種多様な形態をしたいわゆる「カンブリア紀の怪物」が海を泳ぎまわり、泥の上をはいずり回っていたのだ。

カンブリア紀の爆発的多様性の原動力はどうやら、動物が視覚を獲得したことにあったらしい。一部のクラゲはすでに体表面に光を感じる器官を備えていたが、カンブリア紀に入ってすぐに登場した三葉虫は、最初期から現在の昆虫の眼と遜色《そんしょく》ない高度な眼を持っていたことがわかっているのだ。

## 終わりなき軍拡競争の始まり

視覚情報の獲得は、捕食者と被捕食者の関係を大きく変えてしまった。瞬時に大量の情報をもたらす視覚は捕食者、被捕食者の両方にスピード競争を強いたのだ。

視覚情報は正確な距離と運動状態の情報を瞬時に教えてくれ、その速さと正確さは嗅覚の比ではない。視覚と嗅覚では得られる情報量が桁違《けたちが》いなのである。たとえてみれば、刀と槍《やり》で戦っていた時代にいきなりミサイルが登場したようなものだ。だから、のんびりと動いていては敵から逃げられないし、餌にもありつけない。

こうして、高い運動能力を持つか、高度な戦略を武器に追ったり逃げたり隠れたりできなければ生きていけない軍拡競争の時代に突入した。

そして、そのような軍拡競争を可能にしたのが、情報総合司令塔としての中枢神経系であり、その神経系が支配する中胚葉由来の運動器官だったのだ。

これに伴い、刺胞動物（二胚葉動物）で体表面にあった神経系は、体の最深部に配置し直されることになった。最も重要な臓器である神経系を体表面に置いていては、捕食者に襲われた時に一番初めに破壊され、死ぬしかないからである。だから、体の最深部に中枢神経を移動させる必要が生じたのだ。

そしてこの「中枢神経を深部に配置する」というのは、「体全体の筋肉に中枢神経が指令を出して複雑な運動を行う」という目的にも合致していたはずだ。三胚葉生物は基本的に左右対称の形をしているため、その中心軸に司令塔を置いた方が運動の制御に都合がいいのだ。

さらに、視覚がもたらす膨大な情報を処理するために中枢神経は質量が増し、体の表面でなく中心部に置かないと重心が取りにくくなるという事情もあったのではないだろうか。

いずれにしても、体表面の細胞から作った神経を体の中心部に収めることになったため、受精卵から体が形成される途中で体の奥深くに移動させる必要が生じてしまった。これが、胚発生の初期に「体表面（＝外胚葉）を内側に落ち込ませて管状にして中枢神経を作る」という現象の意味なのだろう。

## なぜ中枢神経は外胚葉由来なのか

このように多細胞生物発生の歴史を俯瞰《ふかん》すると、なぜ中枢神経系は外胚葉由来なのかという理由が見えてくる。中枢神経系を作る素材として、体表面（＝外胚葉）が最適であり、それしか選択肢がなかったからだ。

外胚葉生物から二胚葉、三胚葉生物が分化した以上、それらの外胚葉は情報センサーの機能を引き継いでいるはずだ。新たに情報センサー組織をゼロから組み立てるより、既存のセンサー組織を利用した方がはるかに効率がいいはずだ。実際、動物進化の歴史を見てみると、「ゼロから新しい組織を組み立てる」のではなく、「出来合いの組織や器官を新しい組織や器官として新たに仕立て直す」のが大原則である。そして当然、中枢神経系もその原則をもとに作られていったはずだ。

近年、人間の皮膚の細胞（ケラチノサイト）から次々と、ドーパミンやセロトニンなどの神経伝達物質が見つかっていることはすでに説明した。これまで中枢神経系に特有の物質だと思われていたドーパミンが皮膚から発見されたことは、まさに外胚葉（＝皮膚）から中枢神経が作られたことを間接的に証明している。

だが筆者は、この神経伝達物質には本来、別の役割があったと考えている。神経伝達物質は原初、創傷治癒物質であり、創傷治癒物質としての特性がそのまま神経伝達物質として転用されたという仮説である。

## 9　脳は皮膚から作られた

### なぜ外から塗らないと作用しないのか

前述のように、人間の表皮細胞（ケラチノサイト）から神経伝達物質が発見され、しかもそれが皮膚表層損傷の治癒をコントロールしていることがわかっている（237ページ参照）。

これは一体、何を意味しているのだろうか。これまで、外胚葉から中枢神経を作るしかなかった進化の必然性を説明したが、ケラチノサイト（＝外胚葉）と中枢神経の出自が同じなら、同じ神経伝達物質を持っていても不思議ではない。だが、それらが皮膚損傷の修復作用（一部は遅延作用）を持っているとなると話は別である。

また、皮膚の修復作用を持っているのはいいとしても、実験的に「損傷部位に神経伝達物質を塗布すると、塗布しない部位より治癒が早い」ということは何を意味しているのだろうか。外部からわざわざ投与しなければいけないということは、「皮膚損傷の修復を早める物質を持っている」のに「それが自前では全く作用していない」ということになるが、考えてみたらこれはかなり不思議である。能力があり、能力を発揮する準備はできているのに、なぜかそれが実際に使われていないのだ。

もちろん、「神経伝達物質はたまたま偶然に皮膚表層損傷の修復に作用しているだけ」という可能性もあるが、「全ての神経伝達物質が皮膚表層損傷の治癒に影響した」となると、さすがに偶然とするには無理がある。

ここでこの問題を「セロトニンやドーパミンは神経伝達物質である」というところから考えるとわけがわからなくなるが、「これらの物質はそもそも体表の傷を治すためのもので、その後、神経伝達物質に転用された」と発想を逆転させると、一挙に解決する。

## 外胚葉生物と創傷治癒

話を最初の多細胞生物である一胚葉生物が誕生した頃に戻してみよう。この頃は、補食者はまだ登場していなかったから、基本的に平穏な環境だったと思われるが、水深が浅い海であれば紫外線の影響は避けられず、また、水深の浅い海では空気に晒されて乾燥することもあっただろうから、一生を無傷で暮らせたわけではないだろう。当然、早い時期から、「できた傷を修復する」という能力は持っていたと思われるし、修復能力のない一胚葉生物は、最終的に子孫（＝遺伝子）を残すことができなかっただろう。

また、できた傷を放置しておくとそこで細菌が増殖し、細胞内に侵入するかもしれないし、場合によっては致命的な感染症を起こすかもしれない。この意味からも「傷を治す」というのは生命体にとって生存に不可欠な能力なのである。

では、最初の多細胞生物はどのようにして傷を治していたのだろうか。私の仮説はこうだ（図11－5）。なお、以下の説明は筆者の仮説であり、今日の海綿ではすでに異なった治癒システムに切り替わっている可能性があることをお断りしておく。

## 創傷治癒シグナル物質

1. 体表面（外胚葉）に傷ができる。
2. 損傷細胞の細胞質に含まれる物質が外に放出される。
3. 海水に拡散し、隣接する細胞に到達する。
4. 隣接する細胞にシグナル物質の受容体があり、特定の物質が結合することで分裂を開始する。
5. 損傷が修復されると、細胞損傷を知らせるシグナル物質の放出は止まり、細胞分裂はストップする。

このように、全ての外胚葉細胞がシグナル物質の産生能と受容体を同時に備え、傷を受けた際に飛び出したそのシグナル物質が、隣の細胞の受容体に結合すると細胞分裂が始まるようにプログラミングしておけば、確実に損傷に対応できることになる。

では、このシグナル物質はどんなものであればいいか。まず、周囲の環境（＝海水）に含まれていない特異な物質であることが必要だ。海水に含まれている物質だったら、のべつ幕

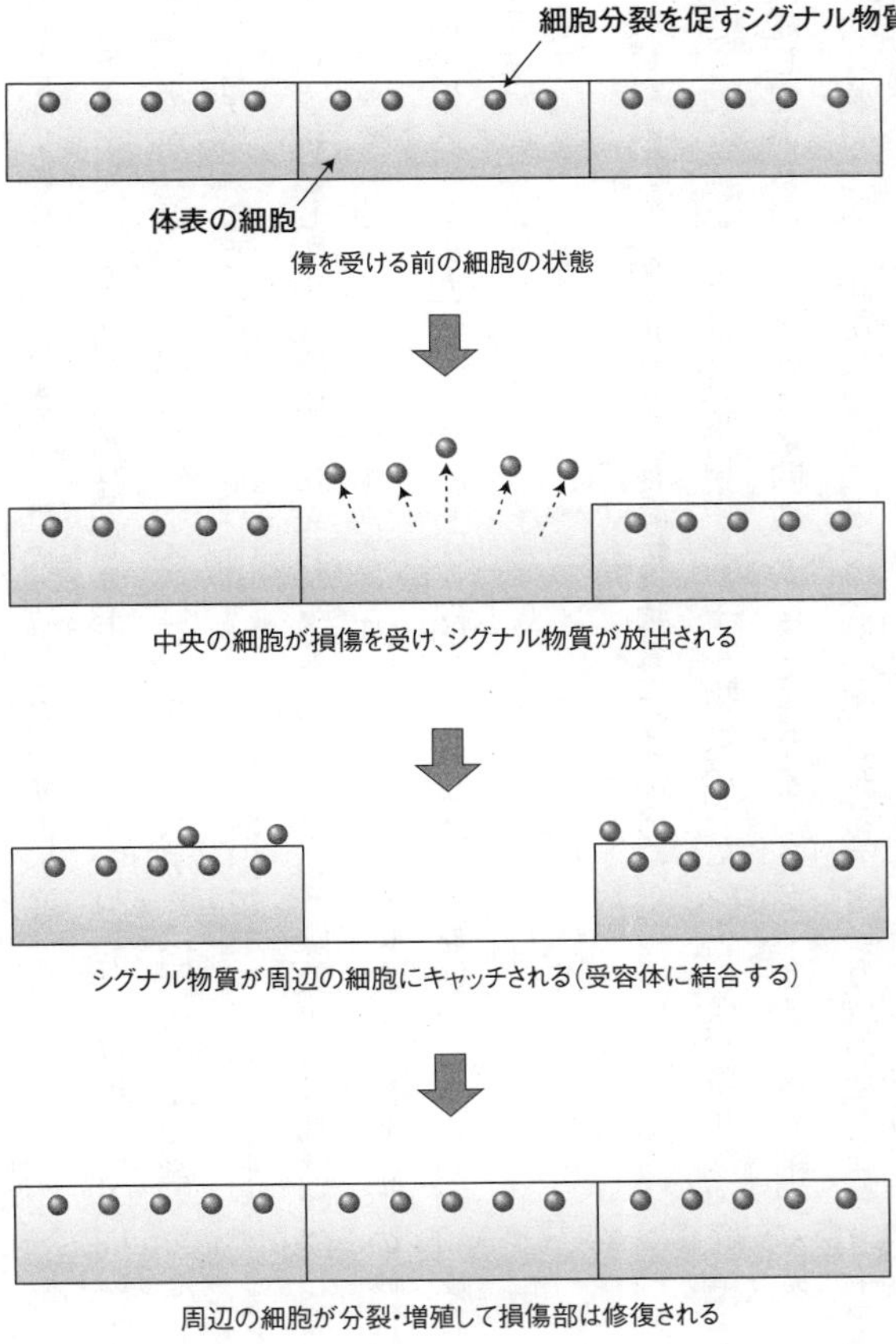
細胞分裂を促すシグナル物質
体表の細胞
傷を受ける前の細胞の状態
中央の細胞が損傷を受け、シグナル物質が放出される
シグナル物質が周辺の細胞にキャッチされる(受容体に結合する)
周辺の細胞が分裂・増殖して損傷部は修復される

図11-5　外胚葉生物の傷を治すしくみ(仮説)

なしに無意味な増殖が起きてしまうからだ。この点、ドーパミンやセロトニンは海水中には存在しない特殊な物質であり、この条件に合致する。

またこれで、「なぜ神経伝達物質をわざわざ外部から投与しないと、人間の損傷修復が進まないのか」という疑問も氷解する。この修復システムは原初の海で誕生した一胚葉生物が作り上げたシステムであり、海の中にいることが前提になっているからだ。シグナル物質は海水中を拡散して隣接細胞に伝えられるため、水という媒質がなければ機能しないのだ。しかし、空気中ではシグナル物質が隣の細胞に届けられないため、皮膚損傷の修復が始まらないのである。そのため、外部から人為的に神経伝達物質を塗布して初めて、皮膚損傷の修復が早まったのだ。

## なぜ創傷治癒シグナル物質は神経伝達物質になったのか

さらに、「そもそも外胚葉損傷シグナル物質だったのに、なぜ現在は神経伝達物質として機能しているのか」という疑問にも明快に答えることができる。体表細胞が持っている「シグナル物質を隣の細胞に渡すことで細胞分裂させる」という機能にちょっと手を加えれば、神経細胞同士が情報を伝達する方法になるからだ(図11－6)。

要するに、
①細胞内に産生して蓄積し、
②細胞膜が破壊されることで遊離し、
③隣の細胞膜の受容体に結合して「破壊された」という情報を伝える。
というシステムを、
①細胞内に産生して蓄積し、
②細胞膜に放出するメカニズムがあり、それを通して細胞外に遊離し、
③隣の細胞膜の受容体に結合して「興奮している」という情報を伝える。
と一部を改変するだけで、創傷治癒のシグナル物質は現在の神経伝達物質に変化するのだ。

もちろん、この仮説でも説明できないことはある。
①現在の神経伝達物質が「原初の損傷修復シグナル物質」だったとしても、なぜ複数種類の物質が必要なのか。シグナル物質なら一種類で十分ではないか。
②神経伝達物質の種類によっては、皮膚表層損傷修復を阻害（遅延）するのはなぜか。修復阻害物質は不要ではないか。
これらの疑問に対しては次のような説明を考えているが、他の可能性もあるかもしれない。

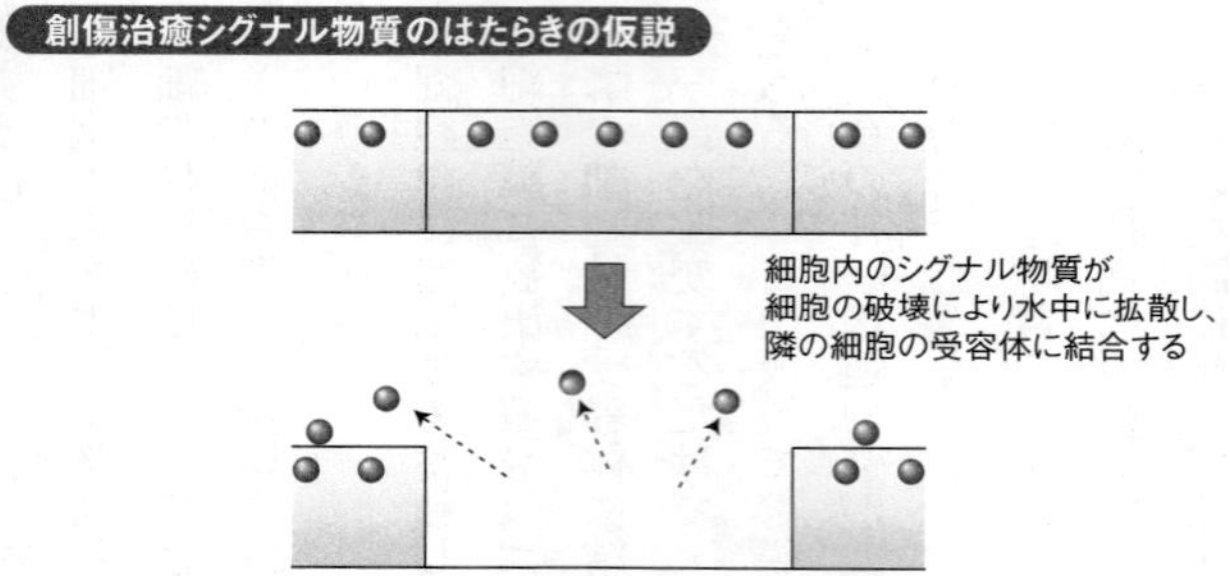
創傷治癒シグナル物質のはたらきの仮説
細胞内のシグナル物質が
細胞の破壊により水中に拡散し、
隣の細胞の受容体に結合する

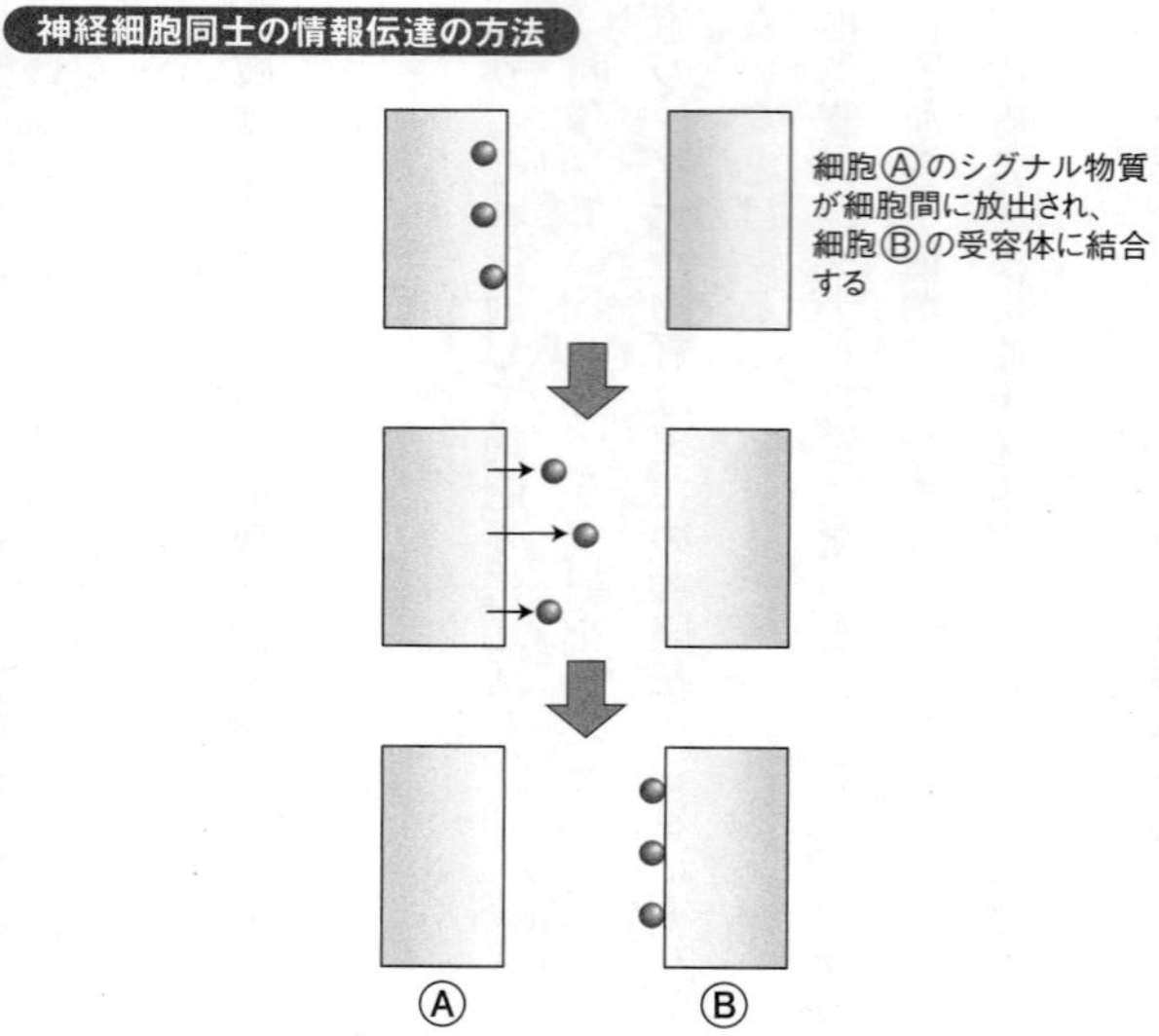
神経細胞同士の情報伝達の方法
細胞Ⓐのシグナル物質
が細胞間に放出され、
細胞Ⓑの受容体に結合
する
Ⓐ
Ⓑ

図11-6　シグナル物質と神経伝達物質のはたらきの比較

・複数のシグナル物質を持つことで、分裂スイッチが誤って入るのを防いだ。
・修復抑制物質があることで修復（＝細胞分裂）の微調整ができる。
・損傷修復だけでなく、他の現象（例：無性生殖と有性生殖のどちらのスイッチを入れるかなど）を調節するシグナル物質もあり、外胚葉から神経を作る過程でひとまとめに「神経伝達物質」として転用されたが、構造的に類似した物質のために皮膚損傷の修復にも作用している。

## 10　そして、新しい創傷治癒システムへ

### それまでの創傷治癒システムの限界

これまで、「人間の表皮細胞に中枢神経系の神経伝達物質の産生能と受容能があり、これらの物質は皮膚表層損傷の修復を促進したり阻害したりしている」という事実から敷衍《ふえん》して、実はそれは原初の外胚葉生物の損傷修復システムだったのではないか、という仮説を提示した。この修復システムは人間の体にも残っていて、実験的に皮膚損傷部に神経伝達物質を塗布すると修復は促進されるのだ。

しかし、この損傷修復システムは、多細胞生物の進化と生活様式の多様化とともに、次第に実情に合わなくなっていった。その理由は主に次の二点だろう。

①そもそも外胚葉生物での損傷修復システムだったため、外胚葉の損傷しか対象にしていなかった。

②そもそもこの修復機能は水中（海中）で誕生したシステムのため、その後生物が陸上で生活するようになったのは想定の範囲外だった。

最初の問題に対しては動物はほどなく解決策を見つけたが、後者の問題はいまだに解決されていないのである。

## 中胚葉細胞を司令塔とした創傷治癒システムへ

動物が受ける損傷が深くなったのはカンブリア紀の動物が登場してからだろう。この時期にアノマロカリスに代表される強大な触手と大きな口を持つ大型の捕食動物が出現したからだ。そのため、損傷は表面でとどまることはなくなり、深部組織にまで及ぶようになった。当然、従来の「外胚葉損傷修復システム」では対処できなくなり、内胚葉や中胚葉を含めた、より総合的な創傷治癒システムが必要になったはずだ。それが、現在の私たちの体で機能している創傷治癒のメカニズムではないだろうか。

現在の人間を含む哺乳類の創傷治癒のメカニズムは次のようになっている。まず、損傷を受けた血管の破綻部から血小板が流出し、この血小板からカルシウムやＡＴＰ、セロトニンなどが放出され、さらに各種の成長因子というサイトカインが分泌されることでマクロファージを中心とする各種の細胞が活性化し、創傷部の修復が始まる。

つまり、血小板やマクロファージを中心とするシステムだが、いずれの細胞も中胚葉由来なのである。したがって、この創傷治癒システムは、中胚葉が登場した後に成立したことになり、三胚葉生物特有のものと考えられるのだ。正確なことは不明だが、海中で誕生した三胚葉生物は、血球成分（中胚葉細胞）を司令塔とする創傷治癒システムを獲得したわけである。

では、なぜ血球を司令塔にしたのだろうか。その理由はおそらく、「中胚葉由来の組織は全身にくまなく分布しているが、外胚葉（一胚葉）や内胚葉（二胚葉）は体の一部にしか分布していない」ということではないかと想像される。傷は全身のどこにできるかわからない。だから、全身に張り巡らされた組織をもとに「傷を治すメカニズム」を組み立てるしかなく、外胚葉や内胚葉由来の組織ではそれに対応できなかったのだ。

全身にくまなく張り巡らされているものと言えば血管と神経だが、分布密度は血管の方がはるかに高い。だから、傷ができたことを感知するセンサーを設置するなら血管系の方が理に適っているといえる。

そして、血管が破綻した時に真っ先に反応するのは血小板であり、血小板は出血を止めるために集まって凝固し、出血部位を封鎖する役目を果たしている。それなら、この時同時に「傷を治すのに必要な細胞を集める物質」を放出すれば、出血と同時に傷の治癒が始まることになる。この「傷を治すのに必要な細胞を集める物質」が、以前説明した細胞成長因子というサイトカインなのであるが、止血と同時に傷の治癒が始まるのだから、極めて合理的と言える。

しかし、この「中胚葉を司令塔とする創傷治癒システム」も万全ではない。乾燥状態ではさすがに治癒機転がうまく働かず、治癒がストップしてしまうのだ。これは陸上生活では極めて不利であり、陸上動物は進化の途上で「乾燥状態でもストップしない創傷治癒システム」をなぜ獲得しなかったのかという疑問にぶつかる。

だが、これはさすがに無理だったのだろう。なぜなら、このような「乾燥下でも進行する創傷治癒」を実現しようとしたら、細胞の基本構造レベルからの改変が必要になるからだ。いくら何でも、傷を治すために生命体としての基本構造を変えるのは割に合わないのである。

それよりは、体の外表面を強固にして容易に傷が付かないようにする方が現実的であり、実際に陸上生活する動物たちもその方向に進化の道を選んでいる。

## 中胚葉を基点とする治癒システムの盲点

この血小板を中心とした創傷治癒システムは、非常に巧妙なものだが、盲点が一つだけある。言うまでもないが、そもそも出血が起こることが大前提になっているため、出血が起こらない傷に対しては治癒システムが起動しないという問題である。出血が起こらない傷とは皮膚表層の傷だ。血管は真皮には豊富に分布しているが、表皮には分布していないからだ。だから、皮膚表面の傷では出血は起こらず、そのため、創傷治癒システムも発動しない。

もちろん、通常これは大きな問題にならない。出血しない程度の傷はさしたる合併症を起こすこともなくいつの間にか治ってしまうからだ。だから、皮膚表層の傷で血小板を司令塔とする創傷治癒システムが働かなくても、それで問題が生じることは本来ないはずだった。

しかし、例外的な動物がいた。それが、ほかならぬ人間である。人間は「裸のサル」だったからだ。

## 11　裸のサル

### ヒトは「ケガをしやすく痛みを強く感じる動物」である

ヒトは「裸のサル」であり、人間を他の動物と比べると体毛が極端に少ない。このため、他の動物ではほとんど問題にならない程度の皮膚表層損傷が、人間では不快な症状を起こすのだ。

体毛が少ないと何が起こるだろうか。もちろん、ケガをする頻度が多くなり、同時に、より深い傷を負いやすくなる。剛毛が全身を覆っている哺乳類の場合、少しくらい岩にぶつかろうが木にこすろうがそれで皮膚に傷ができることはないが、「裸のサル」はわずかな打撲でもちょっと木の小枝に引っかけただけでも皮膚損傷が起こるのだ。

また、ケガやヤケドをした時のことを思い出すとわかるが、傷に直接風が当たっただけでも痛かったはずだ。要するに、ちょっとした物理的刺激でも痛みは増強し、この痛みは衣服にこすれたりするとさらに強くなる。しかし、傷の表面を何かで覆うだけで痛みはかなり和らいだはずだ。

このことから考えると、フサフサした毛で全身を覆われている動物と「裸のサル」とでは、皮膚表層損傷に対する症状（＝痛みや痛痒さ）の程度が異なっていると考えられる。創面を守ってくれる体毛がないため、風などの物理的刺激が傷に直接加わるのだ。つまり、他の動物では症状を呈さない浅い傷であっても、人間にとっては不快な痛みとなりうるのである。

要するに、「裸のサル」は皮膚損傷を受けやすく、その症状（＝痛み）は他の動物より強烈なものとなったと考えられる。

## 陸上生活の始まりとともに出現した「痛みと痒み」

ちなみに、皮膚損傷に伴う痛みや痒みは、動物が陸上生活をするようになってから初めて生じた症状ではないかと思われる。その根拠は次の二つの事実である。

①ヤケドの患部を水で冷やしているあいだは痛くないが、水から引き上げると痛みがぶり返す

②蚊に刺されると痒いが、刺された部分をハイドロコロイドなどで密封すると、痒みが治まる

前者では、患部の熱はすでに水で冷やされているのだから「冷やすのを中止したための痛

み再発」とは考えられない。また後者は、痒みを抑える薬剤を投与していないのに痒みが止まっている。要するに患部を空気から遮断すると痒みや痛みが軽減し、空気に露出すると痒みや痛みが発生するのだ。ここからわかるのは、傷の痛みや痒みの原因（の一つ）は「傷の乾燥」だった、ということである。

逆に言えば、水中生活をしている動物では「傷の乾燥」は起こらないため、痛みや痒みはそれほど生じていないのではないかと想像できる。陸上で生活するようになったからこそ、「傷の痛みと痛痒さ」に苦しむようになったのではないだろうか。

動物はもともと、海水中で生活することを前提に体の基本構造を組み立てた。その後、陸上も生活の場にしたが、体の構造は基本的に水中生活仕様のままであり、マイナーバージョンアップを重ね、何とかとり繕《つくろ》って陸上生活に適応しているが、体の基本構造は五億年前のカンブリア紀の海に暮らしていた動物とほとんど変わっていないのである。陸上に進出した動物は、さまざまな不都合に直面し、問題を一つ一つ解決していったが、この陸上生活に起因する「傷の痛み」は最後まで解決できなかったようだ。

しかも、この「裸のサル」は、長くて可動範囲の広い両腕と、器用に動く指を持っていた。つまりヒトとは「痒い部位をいくらでも掻《か》ける」動物なのだ。そしてここに、「痒いところを掻くと気持ちいい」という現象（これについては後ほど考察する）が加わり、血が出るほど掻いてしまったりするのである。要するに、他の動物と異なり、ヒトだけが浅い傷に対し痛みや痛痒さを覚え、それを自分を掻くことでさらに傷は深くなる。

そしてこのことが、痒みを伴う種々の皮膚疾患（アトピー性皮膚炎、接触性皮膚炎、慢性湿疹など）がしばしば難治性である根本原因ではないかと考えられるのだ。

## なぜ、頑丈な皮膚を獲得しなかったのか

それにしても、なぜヒトは、毛を失ったのに皮膚を頑丈にする方向に進化しなかったのだろうか。なぜ、傷つきやすい皮膚のままで我慢したのだろうか。

もちろん、現実に「皮膚を頑丈にした類人猿」はいないので、あくまでも思考実験の範囲ではあるが、皮膚を頑丈にする方向に向かわなかったのには、それ相応の理由がありそうだ。

例えば、ヒトの皮膚表面が固い外皮で覆われていたらどうなるか。まず一番困るのは動きにくいことだろう。皮膚表面が固ければ固いほど滑らかな動きはできなくなるからだ。また、胸の皮膚が広がらなければ大量の空気（酸素）を取り込めないために呼吸機能が制限されるからだ。高い運動能力を持つ鳥類と哺乳類が、固い皮膚で身を守る方向に進化しなかった理

由の一つはおそらくこれだろう。

さらに、腹部の皮膚が柔らかくなければ子宮で胎児を十分な大きさにまで育てることができず、子宮である程度まで大きくしてから出産することもできない。その結果、脳が未発達な状態で産むしかなくなり、高い知能の獲得は望めなかったはずだ。

これらの理由から、哺乳類は皮膚を丈夫にするのではなく、皮膚表面に毛を生やして身を守るという戦略を選択したのだろう。要するに、頑丈な皮膚を作ってそれを維持するのに必要なエネルギー、その皮膚によって得られるメリット、その皮膚を持つことで生じるデメリットのバランスの問題である。

それにしても、他の動物が豊かな体毛で身を守っているのに、なぜヒトだけが体毛を失う方向に進んだのだろうか。これについてはさまざまな考えが提案されていて決定版という説はないようだが、体毛を失うことによって生じるデメリットをはるかに上回る何らかのメリットがあったのだろう。

## 12　皮膚角質層の問題——浅い損傷の方が治療に難渋するという謎

**浅い「皮膚の傷」としての角質層損傷**

日々、多数のヤケドやその他の外傷患者の治療をしているが、時々、アトピー性皮膚炎や難治性の湿疹などの患者が受診し、治療することがある。大概は湿潤治療の応用で簡単に治るのだが、まれに（?）治療に難渋することがある。

もちろん、切り傷とアトピーでは違うと言えばそれまでだが、深い傷やヤケドは簡単に治るのに、それよりはるかに浅い皮膚の傷や病変の方が治療に手間取るというのは、なんだか不思議ではないだろうか。何しろ私の目からすれば、アトピー性皮膚炎や湿疹の皮膚は「皮膚の傷」なのである。

このあたりについて、進化論的な方面から考察してみたい。

**角質とは何か**

人間の皮膚の一番外側は角質層と呼ばれる組織で、これはいわば「死んだ皮膚細胞を積み重ねて作った鎧」のようなものだ。死んだ皮膚の細胞を外に置くことで、内側の「生きている皮膚細胞」を守っているわけである（前出の79ページ、図5－2参照）。そして表皮細胞は真皮層と表皮層の境目で次々と作られ、皮膚の表面に向かって移動し、やがて細胞核を失い（これを角化という）、核を失った皮膚細胞が積み重なって角質層を作り、角質層の表面はやがて垢《あか》となって剥がれ落ちるという過程をたどる。

この角化という現象はおそらく、陸上に進出した動物が一番最初に直面した「乾燥した空気」という脅威に対抗するために獲得した対抗策だったと思われる。陸上生活を始めた生物にとって一番の恐怖は、体表面から水分が蒸発して失われることである。何しろ水は生命維持に必須で、水分の喪失は死を意味するからだ。

この皮膚表面からの水分の蒸発を防ぐために、角質という水を通しにくい鎧で表面を覆うことでこの問題を解決したのだろう。実際、水中でのみ生活するオタマジャクシの皮膚は角質を持たないが、成長してカエルになり陸上生活をするようになると皮膚は角質で覆われるようになるのである。

しかし、角質は「死んだ組織」である以上、乾燥や紫外線により次第に劣化することは避けられない。このため、表皮層から次々に新しい角質を作って古い角質を捨て去ることで、この劣化問題に対応したのだろう。生物にとって乾燥環境とは、それほど過酷な生存環境なのである。

このような角質に課せられた役割は、思わぬ副作用を発生させてしまった。角質層損傷だけが、他の部位の損傷と異なってしまったのだ。

## 角質損傷修復のメカニズム

本書の前半で説明したように、傷は湿潤状態でしか治癒しないし、傷の表面が乾かないように何かで覆っておくだけで傷は驚くほど早く治ってしまう。要するに、乾燥は傷の治癒の最大の敵なのだ。

しかし、例外のない法則はないという言葉の通り、この原則にも例外がある。それが角質層損傷の治癒なのである。前述の『皮膚は考える』という本には、「角質損傷部を、水分を通さない膜と通す膜で覆ってみたら、水分を通す膜で覆った方が修復が早かった」という実験結果が記載されている。通常の皮膚の傷の場合には「水分を通さない膜で覆った方が早く治る」のだから全く逆である。

なぜこのような現象が起こるのかについてはよくわかっていないのだが、どうやら角質（あるいは表皮）は角質の状態をモニターし、異常を感知した時に修復のスイッチが入るらしい。

何をモニターしているのかについては前述の本では詳しく言及していないが、おそらく角質の水分量の変化（減少）ではないだろうか。角質が正常であれば角質の水分量に変化はないが、角質表面が傷つけばそこから水分が蒸発して角質の水分は失われていく。だからこそ、角質の水分量の減少を常にモニターし、減少が感知されたら即座に角質（＝皮膚バリア）を修復する必要があるのだ。

このため角質損傷部を水分を通さない膜で覆ってしまうと蒸発がストップしてしまい、修復メカニズムが働かなくなって修復がストップしてしまったのだろう。

この、「角質の水分量をモニターし、異常（＝水分量の減少）を感知したら直ちに角質修復が始まる」というメカニズムは極めて合目的的だ。何しろ角質には血管が存在しないため、〔出血→血小板〕を起点とする創傷治癒システムの守備範囲外なのである。だからこそ、独立した修復システムを別途作り上げたのだろう。

### 皮膚表層損傷の修復に作用するさまざまな要素

もちろん、皮膚表面の傷は本来、軽微であって生命を危うくするものではないし、いずれにしても角質は表皮層から次々と作られて新しいものと入れ替わるため、通常はこれで何の問題も生じないはずなのだが、人間の場合には特殊な要因が働いているのだ。

なんと、精神的なストレスが皮膚角質損傷の修復に影響を与えることが実験で確認されているのだ。具体的に言うと、ストレスを与えると角質損傷の修復は遅延し、鎮静剤（トランキライザー）を投与するとこの「損傷修復遅延」は解消されるのだ。つまり角質損傷修復は患者の精神状態に影響を受けており、患者の精神状態が皮膚表層損傷の修復を促進したり阻害したりしていることになるのだ。

皮膚疾患は機能上の問題より外見上の問題が極めて大きく、しかも患者はその病変を毎日眺めて暮らしているのである。このため患者にとっては疾患自体が強いストレスになり、治癒を遅らせていることは極めてありそうな話だ。これが角質のさまざまなトラブルの治療にしばしば難渋する原因の一つと思われる。

さらにここに、「表皮以下の傷は乾燥を防ぐと治癒が促進するが、角層の傷は乾燥させないと治癒が遅れる」という問題が絡んでくる。

一般に皮膚のキズと言っても、角質だけが損傷されている部分と、それより深い表皮層まで損傷されている部分が混在していることが普通だ。普通ならこのようなキズは創傷被覆材やプラスモイストで覆ったり、ワセリンを塗布しておけば治ってしまうが、これは角質損傷だけの部位に対しては治癒を阻害してしまうのだ。

皮膚の傷や疾患の治療をしていくうちに、時々、論理で説明できない反応に出合うことがある。たとえば、ほとんどの皮膚の痒みは白色ワセリンをよくすり込むことで軽快するが、ごくまれにワセリンで痒みを訴える患者がいたりするし、ワセリン塗布で治らない手荒れが尿素入りクリームで治ったりするなどの事例である。これらは創傷治癒の原理からもクリームの化学作用からも説明できない異常な反応である。このような症例は極めて少数であるため、私は次のような要因を考えている。

①大多数の人間では角質損傷部を閉鎖しても治癒遅延は問題になる程度ではないが、一部の患者では強く抑制される。

②精神状態が損傷修復に大きく影響する患者がいる。

**知覚神経はなぜ真皮上層に位置しているのか**

次に、皮膚の知覚について考えてみる。

前述のように生物は外胚葉組織から神経系を作り上げ、やがてそれは中枢神経系（脳と脊髄）と末梢神経（運動神経と知覚神経）に分かれることになった。末梢神経のうち運動神経は全身の筋肉に結合し、筋肉を動かして運動を制御する機能を担った。一方、知覚神経は全身のさまざまな組織に配置されて痛覚や温度覚などの体外、体内の情報をキャッチして中枢神経に伝える役目を担った。

もちろん、皮膚から得られる情報を取得するために知覚神経は皮膚にも配置されたが、それをどこに配置するかという問題があった。皮膚の知覚を鋭敏にキャッチするためにはなるべく皮膚表面に近いところに置きたいのだが、それが不可能だったからだ。表皮細胞は次々と新しく作られては外側に向かって移動していくからだ。

もしも神経末端部を表皮層に配置してしまうと、常にこの表皮の新生と移動に巻き込まれてしまい、四六時中、新しい神経終末に作り替える作業に追われることになってしまうのだ。これが全身の皮膚に配置した神経終末で起こるとしたら、膨大なエネルギー・ロスとなる。おそらくこれを避けるために、神経終末は表皮でなく、表皮に一番近くて安定した環境である真皮に配置されたのだろう。

しかしこのため、表皮層と角質は「神経が分布しない組織」になってしまった。

### そして知覚の空白域はなくなった

本来ならこれでは生存に不利になるため、何らかの手を打たなければいけなくなった。そこで動物は体表（外胚葉）が太古から感覚器だったことを思い出した。もともと体表面はそれ自体が外部環境情報をキャッチする能力を持っているのだから、その能力を利用しない手はない。つまり、知覚神経終末を表皮に置くわけにはいかないが、表皮自体が感覚器官だったから問題ないのだ。そして、

・真皮に知覚神経終末を配置して脳と直結する
・真皮の上の表皮は独自の知覚を持ち、末梢神経は配置しない

という機能分担が成立し、「太古の感覚器官」である表皮と「新時代の感覚器官」である知覚神経終末がシームレスに連続し、「知覚の空白域」はなくなった。

そして実際、人間の皮膚が神経系から独立した（＝無関係な）知覚を備えていることは、実験的に証明されている。例えば、シャーレで培養した表皮細胞に発痛物質のカプサイシン（唐辛子の成分）を作用させると、それに対して表皮細胞は細胞内カルシウムイオン濃度を変化させるなどの反応を示したのだ（http://business.nikkeibp.co.jp/article/life/20090218/186456/）。これは神経と繋がっていない培養表皮細胞が痛み刺激に反応していることを証明する実験であり、神経がなくても表皮細胞だけで痛みを感じていることがわかる。

実はこのような「神経を介さずに皮膚だけで感知する痛み（痒み）」は、日常診療の現場

で毎日観察している。前述のように、ヤケドの痛みは創部をラップで覆うだけで軽くなり、痒みのある部分を空気に触れないようにすると痒みが治まるからだ。前者は「鎮痛剤を投与しなくても痛みが止まる」ことを、後者は「痒み止め薬を使わなくても痒みが止まる」ことを示している。また、これはほとんど全ての患者で観察できるため、どうやら普遍的現象と思われる。

一方、非ステロイド系鎮痛剤（いわゆる鎮痛剤として使われている薬剤）は中枢神経と末梢神経でプロスタグランジンという物質の産生を抑制することで鎮痛効果を発揮しているし、痒み止めの抗ヒスタミン剤は、ヒスタミンという物質が末梢神経の受容体に結合するのを阻止することで痒みを止めている。要するにどちらの薬剤もターゲットは神経組織である。

しかし臨床現場では、ヤケドの痛みは鎮痛剤をいくら投与しても気休め程度にしか効かないし、抗ヒスタミン剤入りの軟膏を痒い部分に塗布するのと空気を遮断するのとでは、両者の効果はほとんど違いはないように見えるのだ。

これは何を意味しているのだろうか。もしも痛みや痒みが神経を介して脳に伝えられているのなら、これらの薬剤で痛みも痒みも治まるはずである。それが治まらないとすれば、神経を介して感じる痛みや痒みだけではないと考えるしかない。

ここで、「表皮自体が独自の知覚機能を持っていて、ヤケドの痛みや痒みは表皮が単独で感じたものであり、神経組織は無関係である」とわかっていれば、「鎮痛剤がヤケドの痛みに効かない」という問題は簡単に解決する。前述の非ステロイド系鎮痛剤や抗ヒスタミン剤が思ったほど効かなかったのは、どちらも「神経」がターゲットだったからだ。神経の関与なしに皮膚だけで痛みや痒みを感じているのに、神経に作用する薬をいくら投与しても意味がないのは当然である。

要するに、ヤケドの痛みやアトピー性皮膚炎の痒みの治療のターゲットは、神経ではなく表皮でなければいけないのだ。だから、皮膚や傷表面を覆って乾燥しないようにするだけで、痛みも痒みも治まってしまうのだ。

**皮膚の知覚における二重支配系**

整理すると、皮膚の知覚には次の二つのシステムが共存しているようだ。

①表皮細胞が単独で感知する知覚

②知覚神経が感知する知覚

通常の場合、この二つのシステムの連携はうまくいっていて、機能分担が行われていると想像される。おそらく、皮膚がキャッチした刺激のうち軽微なものは表皮単独で処理し、それより強い刺激は末梢神経を介して脳に伝える、という機能分担である。しかし、この機能分担と連携は角質が正常であることを前提としているのではないだろうか。そのため角質損傷があると連携がうまくいかず、トラブルが起きてしまうのではないだろうか。

以前説明したように、原始の外胚葉生物の表皮はシンプルな化学物質センサーに過ぎなかったと思われるが、陸上生活をするようになって、それまで経験したことのないさまざまな種類の刺激（痛覚や温覚など）に晒されることになったはずだ。末梢神経系はそのさまざまな種類の刺激に応じて専用の神経線維を作ることで対応したが、表皮は刺激ごとに分化させるわけにもいかず（それをしたら、体表面を守るという本来の役割が果たせなくなる）、未対応のままだった。そのため、複数種類の刺激が同時に加わったり、角質損傷がある場合には、情報処理の段階で混乱してしまい、その誤った情報が脳に伝わってしまうのではないだろうか。そしてこれが、「痒いところを掻くと快感を覚え、血が出るまで掻いてしまう」原因ではないかと思う。

## 13　現代都市文明が皮膚を痛めつける

### 皮膚を乾燥させる生活環境

そしてここに現代社会特有の問題も絡んでくる。空調の効いた家屋やビルは空気が乾燥していることに加え、皮膚を乾燥させるもの（化粧品のクリームや乳液、石鹸やシャンプー、ハンドクリーム、尿素含有クリーム）を皮膚に塗ることが「皮膚を健康に保ち、皮膚をさらに美しくする」方法として定着し、常識となっているからだ。

乾燥した住環境は皮膚表面をも乾燥させ、それは痒みの原因になる（実際、冬場になると皮膚の痒みを訴える患者が多くなり、湿疹なども悪化する）。そして無意識のうちに掻いてしまうために角質に傷が付く。しかも、乾燥肌や痒みの治療には、一般的にクリーム剤や尿素含有クリームが使われるため、角質損傷はさらに悪化する。

一方、これらの商品は界面活性剤を含んでいるため、皮膚の健康と皮膚常在菌叢《そう》の生存に欠かすことのできない皮脂まで取り除いてしまう。さらに、皮膚常在菌の中で最も優勢で最も重要な働きをしている嫌気性菌の *Propionibacterium* 属の生存環境も破壊される。この細菌の生存には、皮脂のワックス成分に守られた酸素の乏しい環境（＝嫌気性環境）が必要なのだが、クリームや石鹸はこの嫌気性環境を壊して好気性にしてしまうからだ。

その結果、皮膚常在菌叢が乱れて外来菌（病原菌）が皮膚に定着し、皮膚は健康とは程遠い状態になってしまうのだ。

### 清潔好きもほどほどに

さらに、日本人の過度の清潔好きも皮膚の状態を悪化させている主要因となっている。何しろ日本人は病的なまでに清潔が好きで、汚れを嫌うのだ。もちろんその背景には、水がふんだんに使える日本の豊かな水環境があり、それが公衆衛生の面でプラスに作用していることは否定しないが、反面、この「清潔好き気質」は日本人の皮膚の老化を早めてきた可能性が高い。

この潔癖性を持つ国民性のため、皮膚が荒れているのも子どもがアトピーになったのも皮膚が汚れていて清潔にしなかったからと考えてしまい、それを治すために一生懸命に洗ってしまうのだ。しかも、皮膚を清潔に保たないと皮膚が汚れて不健康になると信じ込んでいるから、その行為を疑うこともなかったのだ。

こうなってしまうと、本人固有の角質損傷修復のスピードと、化粧品（クリームなど）や石鹸の角質破壊スピードの競争となる。前者が後者を上まわれば角質損傷は治癒するが、後者が上まわっていたら角質損傷はさらに悪化する。

要するに、都市環境そのものが「皮膚の痒み」を生み出し、それを「治療薬」が悪化させることで、アトピー性皮膚炎などの角質損傷、角質異常が治療困難な病気となった。そして清潔神話、清潔志向が火に油を注いできたのである。

# あとがき

本書は蕎麦と七味唐辛子の話に始まり、傷の治療、医学における常識の変遷（パラダイムシフト）、皮膚常在菌、地球上に誕生した最初の生命体、そして化粧品の問題と、極めて雑多な内容となっているが、根底にあるのは一つの命題である。それは、医学はどこまで科学に迫れるのかという問題であり、同時にこれは、科学的思考で医学の諸問題をどこまで解決できるかという私個人の挑戦でもある。

では、医学は科学だろうか。もちろん私は医学は科学の一分野だと信じているが、実はそう考えていない医師が多いのである。「医学は科学ではなく芸術である」とおっしゃっている高名な先生もいるし、『医学は科学ではない』と題された本を出版されている有名な医師もいらっしゃる。また、医師としてより作家として超有名な方も、自身のエッセイで同様のことを書かれていた。つまり、「臨床医学は曖昧な部分を持っている。そこには医学の非科学的な部分が存在し、それこそが医学の本質なのだ」ということらしい。

このような考え方はもちろん理解できるし、同じ治療をしたのに患者によって効き方が異なることは珍しくもないことだ。ましてや、患者の心の問題にまで踏み込んでいけば、科学というより限りなく哲学の世界に近づくのも当たり前である。そして何より、医学においては物理実験のように再現性（何度実験しても同じ結果が得られること）はほとんどなく、「再現性がないのだから科学であるはずがない」と考えるのもわからないではない。

しかし、医学は科学たりえようとする努力を忘れてはいけないし、科学に近づくための自己改革を常に続けなければいけないと思うのだ。「物理学のような再現性がないから」という理由で科学的思考過程まで放棄するのは、一種の敗北主義としか思えないのである。科学であろうと努力したがどうしても限界がありそれを破れない、というのなら納得できるが、現在の医学界は最初から努力を放棄し、どうせ医学は科学ではないのだから、と開き直っているようにしか見えないのだ。

もちろん、医学に科学的視点を持ち込もうという活動はある。ＥＢＭ（根拠に基づいた医療）である。十数年前にこの概念が提唱され、その後、怒涛《どとう》のような勢いで世界中に普及し、現在では「ＥＢＭにあらずんば医学にあらず」というのが常識である。

しかし、何をもって科学的とするのか、正しいと判断する基準は何なのかというあたりにまで踏み込んでいくと、そこには貧弱な論理構造しかなく、数学や物理学の厳密な思考体系に慣れ親しんだ者の目からすると、一体どこが科学的なのかと言いたくなるのだ。ＥＢＭの発想自体は悪くないのだが、ここに医学界でしか通用しない厳密でない論理体系が絡んでくるため、全体としては科学と呼べない代物になってしまうのだ。科学的と言いながら、実は科学とは程遠い実体が透けて見えるのである。

医学が今後も非科学的であり続けても構わない、何の問題もない、という考えもあると思うが、それでは、現在の治療の限界を打ち破る新しい方法は生まれないのだ。常識に囚われない透徹した論理のみがパラダイムを打ち破ることができるからだ。そのためには、基礎科学の法則を根底に据えて、医学の理論を再構築するしかないと考えている。基礎科学の真理をベースにすれば曖昧な考えは極力排除できるし、さまざまな問題点の本質が明快に見えてくるからだ。

なぜそう考えるかというと、私が行っているケガやヤケドの治療は極めてクリアカットであり、生物学や化学の基礎的事実に合致した現象しか起こらないからだ。実際、ケガやヤケド、あるいは化膿した傷の治療では、人間の体の反応は極めてシンプルで理論通りであり、非論理的な部分はほぼないといっていい。もちろん、理論通りにいかない場合もあるが、それは大抵、私が何か見逃しているものがあって、それが影響している時に限られているのだ。つまり、理論で説明できない出来事が起きたのでなく、単に私の目がフシ穴だっただけのことだ。

だから私は、ケガやヤケドの治療に関する限り、診断も治療も科学だと思っているし、これが私の出発点なのである。このような論理性がヤケドの治療にしか現れない特殊な現象であり、他の医学分野にはないと考える方がおかしいと思うのだ。

そして現在私は、人間の体を一つの生態系として考え、全く新たな視点から人間の健康と病気、感染症の関係について再構築できるのではないかという可能性を探っている。もちろん、あまりにもテーマが大き過ぎて私の手に余ることは目に見えているし、第一、そういう理論体系が作れるかどうかも怪しいものだが、とりあえず頭に浮かぶ色々なアイデアを温めている最中である。

最後になったが、医学界に一方的に喧嘩を売りまくる本を書かせていただいた光文社と、担当編集者の草薙氏に感謝の言葉を述べたい。氏は私の原稿の最初の読者として面白がって読んでくれ、次から次へと色々なことを思いつき気まぐれに話題を広げていく私の文章群を一冊の本としてまとめる労をとってくれた。まさに本書は執筆者と編集者の二人三脚で生み出されたものである。